内科医のための
うつ病診療 第2版

野村総一郎　防衛医科大学校教授・精神科学

医学書院

著者略歴

1949年 6月29日生まれ
1974年 慶應義塾大学医学部卒業，同精神神経科教室入局
1977年 藤田保健衛生大学精神科助手
1985〜1987年 米国Texas大学，Mayo大学精神科に留学
1988年 藤田保健衛生大学精神科助教授
1993年 国家公務員共済組合連合会立川病院精神科部長
1997年 防衛医科大学校精神科学教授

内科医のためのうつ病診療

発　行	1998年 8月 1日	第1版第1刷
	2000年 3月 1日	第1版第3刷
	2008年 5月15日	第2版第1刷Ⓒ
	2009年 4月 1日	第2版第2刷

著　者　野村総一郎
　　　　　のむらそういちろう

発行者　株式会社　医学書院
　　　　代表取締役　金原　優
　　　　〒113-8719　東京都文京区本郷1-28-23
　　　　電話 03-3817-5600（社内案内）

組　版　ウルス
印刷・製本　双文社印刷

本書の複製権・翻訳権・上映権・譲渡権・公衆送信権（送信可能化を含む）は（株）医学書院が保有します．

ISBN 978-4-260-00639-2　　Y2800

JCLS〈（株）日本著作出版権管理システム委託出版物〉
本書の無断複写は著作権法上での例外を除き，禁じられています．複写される場合は，そのつど事前に（株）日本著作出版権管理システム（電話 03-3817-5670, FAX 03-3815-8199）の許諾を得てください．

第2版の序

　大変うれしいことに，1998年に出版した本書第1版は非常なご好評をいただき，第3刷を重ねることになった。内科医にとってうつ病診療の知識が必要であることは論を俟たないが，それではどう勉強したらよいのかとなると，適切なテキストに乏しいと言わざるをえない状況があった。つまり，精神医学の専門書では難解に過ぎ，かといって一般向け啓発書では水準が低すぎる。いわばちょうど隙間に落ちたような形であって，それが内科医のうつ病診療への取り掛かりを悪くしている一要因ではないか。このような問題意識のもとに本書を執筆したが，売り上げ数だけから見ても，この初版本のねらいは成功したものと理解している。しかし，初版以来ほぼ10年を経た今日までに，うつ病を巡るわが国の状況は大きく変化していることを考えれば，それに合わせて本書も大改訂することが必要ではないかと思うようになった。こうしてできたのがこの第2版である。

　「うつ病を巡る状況は大きく変化した」と今述べたが，それを箇条書きにしてまとめてみると，次のようになろう。

① 奇しくも本書第1版を上梓した1998年（平成10年）から，わが国では自殺既遂者が一挙に増え，以来年間3万人を超えたままで高止まりしており，今や日本は世界にも冠たる「自殺大国」の汚名を着せられるに至っている。もちろん自殺原因のすべてがうつ病ではないが，多くの部分（5割近くとも言われる）の背景にうつ病が存在すると考えられている（非常に皮肉な言い方をすれば，その意味からは本書初版の出版は実に時宜を得ていたことにもなる）。

② これを受けて厚生労働省では2006年から「自殺関連うつ対策戦略研究」を開始，2007年には自殺総合対策大綱を策定するなど，次々手を打ち始め，その中心にうつ病医療対策を据えている。そのなかにはプライマリケア医のうつ病診療力を高める研修などの施策が含まれている。

③2004年には日本うつ病学会が発足し，精神科医，内科医，プライマリケア医，産業医，臨床心理職，看護師，保健師，うつ病の神経科学や抗うつ薬の創薬に関わる研究者などが一堂に会して，うつ病医療について考え，研修をする場ができた。市民公開講座も行われている（2007年度から筆者が日本うつ病学会の理事長を務めている）。
④一般社会でのうつ病への関心が高まり，多くのマスコミで特集番組・特集記事が取り上げられるようになった。これに合わせて，日本でもうつ病の自助団体，支援団体の活動が徐々に始まろうとしている。
⑤うつ病診断を巡る国際標準化がさらに進み，古典的な精神病理学に基づくうつ病の概念は第一線現場の診断法としては後退し，あらかじめ定めた定義に合致するかしないかにより診断を行う演繹的な診断法が広く用いられるようになった。その一方で，うつ病の下位分類に関する関心がますます議論を呼び，双極II型うつ病や非定型うつ病などが注目されている。
⑥世界の主流となっている抗うつ薬，SSRI（選択的セロトニン再取り込み阻害薬）が1999年から日本に登場し，2007年時点で処方量としてはSSRIが全抗うつ薬で第1位となっている。最新の抗うつ薬SNRI（セロトニン・ノルアドレナリン再取り込み阻害薬）も使用されるようになり，それに続いてさらに多くの新薬が日本でも登場する兆しがある。一方で，欠点の少ない薬と言われたSSRIの問題点も少しずつ指摘されるようになっている。
⑦新たな抗うつ薬の導入にもかかわらず，治りにくい，所謂「難治性うつ病」の存在が問題視され，それに対する対策の研究が盛んになっている。
⑧脳内セロトニンが少ないのがうつ病だ，と単純に考えられていたうつ病の神経科学的研究が進み，細胞新生，細胞死がうつ病の病態と大きく関係するという考え方が主流になってきた。

そして，これらの動きは相互に関連し合って，うつ病を巡る動きを活発なものにしている。この雰囲気や最新の情報を，内科医をはじめとしたプライマリケアに関わる臨床医にも伝える必要がある。第2版においては，そのことを心がけた。その結果，全体としてかなりの大改訂となり，3割以上を新たに書き改めることとなった。ただし，うつ病診療の最大のポイントは「うつ病の概念を理解することである」という姿勢は初版から貫き，難しい専門

的な論議や解釈を避け，非専門医にとっての分かりやすさ，実用性を第一義の目的としていることは本書の方針としてまったく変えてはいない．本書がうつ病に関わるすべての医師の日常診療に役立ち，自殺者の減少にいささかなりとも寄与することができれば，それに勝る喜びはない．

2008 年 4 月

野村総一郎

初版の序

　うつ病はしごく一般的な病気である。生涯で一度以上うつ病にかかる人は，全人口の15％くらいにも達するという。この割合は糖尿病や喘息よりもはるかに多く，数のうえでも「そこら中にいくらでもころがっている身近な病」と言えよう。

　ところが，精神医学はこれまでこの病気を「普通の人とはかけ離れた特殊な状態」としてきたきらいがある。「精神分裂病」「てんかん」と「躁うつ病」を「三大精神病」などと言い，「精神病」の位置づけで扱ってきている。この学問的な意味はともかく，少なくともイメージ的に「うつ病にかかる人は特殊」という間違った印象が一般社会に形成されたことには，精神医学に責任の一端があろう。しかしうつ病は特殊でも何でもなく，実際のところ，一般内科を受診する患者の無視できない割合が実はうつ病であるとの多くのデータもある。ただその場合，内科医のほうも目の前にいる患者がうつ病であるとは気づかないことが多く，正しい診断ができていない，したがって正しい治療ができないままになっているのが現状なのである。

　うつ病は特別なものではないとはいっても，精神疾患であることは間違いないので，やはり本来的には精神科を受診するのが筋ではあろう。しかし，なぜ多くの患者はそうしないのか。これにはいくつかの理由が考えられる。1つはたった今述べたように，精神医学がうつ病を「精神病」として扱ってきたところから，患者にとって敷居が高くなったということがあるだろう。またうつ病についてだけではなく，まだまだわが国では精神科にかかりにくいという風潮が強く残っていることももちろん影響している。またもう1つは，うつ病患者の側でも「自分をうつ病と自覚しない」ということがある。これは精神病的な意味での「病識がない」というのとは少し違う。患者自身がまず問題とするのは，「ゆううつ感」などの気分面の症状ではなく，疲労感を主体としたいわゆる「不定愁訴」であることが多いからである。この場合，も

ちろん「ゆううつでつらい」「気分がすぐれず，意欲がない」「イラつく」などに苦しんではいるが，それらは「結局は自分の心のもちようだ。医者に相談することではない」と思っており，一方で，身体の症状については，「医者で何とかしてほしい」と感じているのである。

　このような患者側のニードを受け止めた内科医は，当然ながらいろいろ検査をするが異常は出ない。そこで「何でもない。気のせいです」という応対で終わったり，せいぜい「ただの疲れです。ストレスを避けてください」的な，あまり意味のないアドバイスでお茶をにごすことが多いのではなかろうか。しかしうつ病は治療をきちんとしなければ，どんどん悪くなる。下手をすると自殺という手段で死ぬ可能性もあるし，こじれれば治りにくくなることも多い。初期治療はきわめて重要である。このような理由で，第一線の内科医がうつ病に対する診断能力をもつことは，必須と言ってもよいのである。

　しかし現状ではもちろん内科診断学の中にうつ病の項目はないし，卒後教育のプログラムでもうつ病診療は取り上げられていない。一般医向けの啓蒙的な本はなくはないが，実際的な技術が身につくような平易で，しかも本質をはずしていないテキストは最近見当たらないようである（著者の知るかぎり，1982年に医学書院から出版されている高橋良著の『一般医のためのうつ病診療の実際』が数少ない好著であるが，20年近くを経てさすがに今日的な観点とのずれが出てきている。また1993年にライフサイエンス社より出た上島国利著『実地医家が知っておきたい抗うつ薬の知識と使い方』も良書であるが，これはもっぱら薬物療法に主眼がおかれている）。本書は以上のような観点から，実際上うつ病患者を最前線で診察することになる内科医に<u>「うつ病診断の技術」</u>を提供することを主なねらいとして執筆した。

　本書のねらいはもう1つある。それは，うつ病の初期治療技術をも内科医に簡単に示すことである。病気はできるだけ専門家に任せたほうがよい，というのが普通の考え方であり，精神科についてもこれは原則的に正しい。しかし最近は専門分化の行き過ぎへの批判は全世界的にあり，全人的な総合医療の促進という視点が叫ばれるようになった。とくにプライマリケアにおい

ては,「正しく診断し,振り分けをすればよい」ということにとどまらず,初期治療にも踏み込んでできることはやるべき,という考えが勃興しつつあるように思われる。なかでも治療技術が確立しており,高度な知識の不要な疾患や,地域に密着しつつ心身全体を視野に入れて治療すべき疾患においては,簡単に専門医に送るよりも,プライマリケアの段階で診療したほうがむしろ望ましいのではないか。そして,うつ病はまさにこのような疾患であろう。現実的な精神科の敷居の高さや患者のニードということを考えても,それは正しい姿勢ではないかと思われる。

　ただこの場合,「うつ病は決して簡単な病気ではない」ということはいくら強調しておいても強調しすぎることはない。先に「うつ病は一般的な病気である」と書いたが,これは「簡単な病気」「軽い病気」という意味では決してないのである。もう少し具体的にこれを説明すると,「うつ病はきちんと正しい治療をしさえすれば確実によくなるのが大半だが,まれならず(治療が正しくても)回復しないケースがあり,その場合は高度な専門的な治療を必要とする」「専門的な治療のタイミングを誤ると,自殺を含めた最悪の事態もありうる」ということである。もっと割り切って言えば,「パターンを学べば内科医にも治せる病気だが,『重症化』『遷延化』『慢性化』の問題がしばしば伴うゆえに専門性が要求される」となろう。そこで本書では「どこまで内科医が治療すべきか,どこまで治療できるのか」を常に意識しつつ,具体的な初期治療の技法を示すことにした。

　最後に2つのことを述べておきたい。これまでのところ「内科医」という言葉をしきりに使ってきたし,本書のタイトルもそうなっているが,うつ病の患者が訪れるのは何も内科医の所だけではない。プライマリケアの段階であれば,婦人科であろうと,整形外科であろうと,小児科を含めた全科的にうつ病患者はやってくる。ここではうつ病診療に関わるそれらの全科にわたる医師を代表させて「内科医」という表現を使ったのである。その点,内科にかぎらず実際診療に役立つ面があるのではないかと自負している。また,本書が精神科医にとっても有用であることを願っている。研修医などの初学者の基本技術習得に役に立ってほしく,実はこのことはかなり意識して書いた。

また筆者自身の「うつ病観」とでもいうものを随所に述べたし，筆者独特の治療論も入れたので，専門医からのご批判，感想もぜひ聞かせていただきたいと念じる次第である．

1998 年 6 月

野村総一郎

〈追記〉

　幸いなことに本書は大変ご好評をいただき，出版後 1 年半で第 3 刷に至った．この間うつ病診療に対する考え方が大きく変わることはなかったが，1999 年 6 月からは新しい抗うつ薬 SSRI（fluvoxamine）が発売となっている．そこで SSRI についての記載を若干追加することにした．今後，抗うつ薬については別の SSRI や SNRI，MAO 阻害薬など次々新薬が登場することが確実である．本書もそれらの新しい情報を盛り込みつつ，改訂を重ねたいと思っている．

2000 年 1 月

野村総一郎

目次

第Ⅰ章 うつ病とは ･･････････････････････････ 1

1) それは，ゆううつがひどくなった病気である　1
2) それはストレス反応性に関わる病気である　3
3) うつ病といってもいろいろなタイプがある　3
4) かかりやすい性格というのがある　5
5) それは本来，自然に治る病気である　6
6) 最初に精神科医以外の一般医療を受診することが多い　7
7) 薬は内科医にもある程度使いこなせる　8

第Ⅱ章 うつ病をどう診断するか──症状論と診断 ･･････ 9

A. うつ病の臨床類型　9
  1) 臨床類型を知ることはなぜ必要か　9
  2) 臨床類型の分類法にもいろいろある　10
  3) 性格とうつ病の臨床類型　13
  4) 抗うつ薬の効果と臨床類型　17
  5) 本書で採用した臨床類型のまとめ　18
  6) 内科医はどのサブタイプを診療可能なのか　19
B. うつ病の症状　20
  1) 気分はゆううつ　20
  2) 気力がまったくない　21
  3) 考えがぐるぐる回る　22
  4) 追い詰められた感じ　24
  5) いっそ死にたい　25
  6) ひどいイライラ　25
  7) 眠れない　26
  8) 食べたくない　26
  9) 性欲低下　27
  10) 身体の不調　27
  11) 状態の日内変動　28

C. うつ病の行動上の特徴　28
D. 診断のポイント　30
 1）抑うつ状態を判定するためのコツ，聞き出し方　30
 2）内科医が躁状態，軽躁状態を判定するためのポイント　32
 3）何か心理テストでも使って診断を下せないのか　33
 4）もっとまとまったマニュアル的な診断基準はないのか　33
E. 内科臨床とうつ病をめぐる諸点　35
 1）仮面うつ病の概念　36
 2）うつ病を背景とした心身症　38
 3）内科疾患に併発したうつ病　44
 4）警告うつ病　46
 5）アルコール依存症とうつ病　47
 6）薬物によるうつ病　47

第III章　うつ病者とどう接し，どう治療を始めるか　51

 1）病気についてどう説明するか　51
 2）治療方針の説明　53
 3）初期治療でやってはいけないこと　53
 4）生活面でのアドバイス　54
 5）自殺を禁じる　57
 6）周囲へのアドバイス　58

第IV章　抗うつ薬による治療　61

A. 抗うつ薬とはどんな薬か　61
 1）まずは頼りになる薬と言える　61
 2）欠点もある　61
 3）新しい薬が登場しつつある　63
 4）どのようにして効くのかははっきりしない　63
 5）うつ病以外の疾患への有効性も注目されつつある　64
B. 抗うつ薬の分類　64
C. 抗うつ薬の神経化学的作用　64
 1）急速に生じるモノアミン増強作用　65
 2）受容体直接遮断作用　67
 3）長期投与によるモノアミン受容体機能低下作用　70
D. 抗うつ薬の臨床効果（うつ病以外への効果も含む）　71

1）うつ病を治す効果　71
　　2）パニック障害（不安神経症）への効果　73
　　3）強迫性障害への効果　73
　　4）夜尿症を抑える　74
　　5）神経性大食症（bulimia nervosa）の食欲低下　74
　　6）疼痛性障害への緩和　74
　E. 各抗うつ薬のプロフィール　75
　　1）SSRI　75
　　2）SNRI　79
　　3）三環系抗うつ薬　80
　　4）四環系抗うつ薬　83
　　5）Trazodone（レスリン®，デジレル®）　84
　　6）Sulpiride（ドグマチール®）　85
　F. 抗うつ薬治療の実際　86
　　1）まず薬について説明する　86
　　2）最初は必ず単剤で用いる　86
　　3）まずどの薬をどう使うか　87
　　4）なかなかよくならない時の工夫　88
　　5）抗不安薬（いわゆる安定剤）の併用をするのか　89
　　6）抗うつ薬中止のタイミングと予防効果　90

第Ⅴ章　うつ病の症例　93

　A. 実存的な悩みで来院した単極性うつ病の症例　93
　B. 身体愁訴が主体のいわゆる仮面うつ病　99
　C. 老年うつ病による仮性認知症の症例　102

第Ⅵ章　うつ病にかからないためのアドバイス──予防論　107

　A. うつ病予防の意味　107
　B. うつ病にかかりやすい考え方の歪み　108
　　1）全か無か思考（all or nothing thinking）　108
　　2）過剰な一般化（overgeneralization）　109
　　3）肯定面の否認（disqualifying positive）　110
　　4）結論の飛躍（jumping to conclusion）　110
　　5）レッテル貼り（labeling）　111
　　6）個人化（personalization）　111

C. うつ病を防ぐ日常の心構え　112
　1）考えを変えれば，気分も変わることを理解する　112
　2）考え方の根拠は何かに思いを至らせる　113
　3）いろいろな考えを柔軟に試して，気分の変化を見る　113
　4）人生を流れで捉える　114
　5）間違った思考を否定するのではなく，妥協することを覚える　115
　6）すぐには治らないことを知っておく　115
　7）医者としてどうアドバイスをするか　116

第VII章　精神科医との連携　117

A. 内科医がうつ病を診るために必要な前提　117
　1）うつ病侮るべからず　117
　2）ちょっと学生時代の精神医学の教科書を見る　118
　3）相談できる精神科医をもつ　118
　4）勉強会をもつ　119
B. うつ病診療の技術をどこまで身につけるべきか　120
C. 内科医の限界と精神科医への紹介のポイント　120

第VIII章　余録──うつ病の病因論　123

A. うつ病の病因論の現況　123
B. 遺伝と環境　124
C. 徹底性の遺伝子　124
D. 徹底性の本態は何か　126
E. 病前性格はどう形成されるか　127
F. うつ病の発病　128
G. モノアミン系の異常との関係　129
H. 演繹的仮説と今後の課題　130

索引　133

CHAPTER I うつ病とは

■ **本章のねらい**

うつ病とは「気分・感情の病」とどの本にも書いてある。「では気分とは何か，感情とは何か」という話になると，ややこしい説明が必要となってくるが，「気分が障害される病気である」というのは何となく分かりやすい。精神科の概念や用語というのは定義は難しくても，その意味はまったくの素人も含めて誰にでも共通して分かってもらえる場合が多い。ただ，それだけに逆に注意が必要な場合がある。分かっているつもりでずっと話し合いを続けていて，長い時間が経ってから互いに全然違う意味をイメージしていたことが明らかになる，などということがある。それだけ誤解しやすい概念が多く，早呑み込みしがちということである。

うつ病もその点で注意を要する。まず，うつ病の意味をしっかり押さえておきたい。ここでは，精神医学の世界でのコンセンサスに筆者自身の言葉で味付けを加えて，「うつ病とは何か」を浮き彫りにしたい。

1) それは，ゆううつがひどくなった病気である

「ゆううつ」というのは誰でも分かる。誰しもゆううつになったことがあるに違いないから，その時の自分に照らして考えれば，意味の行き違いもあろうはずがない。そこで「うつ病というのは，その『ゆううつ』がひどくなった病気である」とするのは，明快だし，概念的にもほぼ正解である。もちろん，うつ病にはゆううつ以外にもたくさんの症状があるのだが，その多くは「ゆううつがひどいために出ている」といってよいものである。具体的な症状は第Ⅱ章で詳しく述べるが，例えば「眠れない」「食欲がない」「イライラする」なども，ゆううつの程度が強ければ誰にでも経験されよう。したがって「うつ病の症状のほとんどは『ゆううつ』というキーワードの範囲内で理解できる」としてよいと思われる。ただ，このように言うと，いくつかの疑問も出てくるであろう。

まず，ここでいう「ひどく」というのがどの程度を指すのかが問題となる。これは簡単に言えば，「環境に適応できないほど」ということになる。具体的には「ゆううつのため，もともとできていた仕事をこなす，家事一般をする，学校に行くなどの基本的な生活を送れなくなる」ほどのレベルであろう[*1]。

次に「では，うつ病というのは普通に感じるゆううつと程度問題ということになるのか，『普通心理』の延長線上にあるのなら，うつ病は『病気』とは言えないのではないか」という疑問も湧くかと思う。

これには次のように答えられる。「うつ病はゆううつがひどくなって，普通心理と一線を画すレベルになっている。つまり量的に問題なのではなく，質的に問題である。だからやはり病気として考えたほうがよい」。具体的には「現実を正確に把握できなくなる。しかもそれが説得不可能になっている」という点が「質的な問題」である。例えば，別にお金に極端に困っているのではないのに，「破産する」「一家心中するしかない」と言ったり，別に誰にも迷惑をかけていないのに，「申し訳ないことばかりしてきた。死んでお詫びする」と言い張ったり，などは現実を著しく歪んで捉えている結果である。また周りで「そんな馬鹿な」「どうしてそんなことを考えるのだ」と説得しても，まったく考え直してくれない。これらはうつ病があくまで普通のゆううつの延長線上にあるものではなく，病的なものであることの証左と言えよう[*2]。

このようにしつこく言えば，逆に「どうしてそんなに『病気だ』ということ

[*1] このレベル評価の表現にも，うつ病診断のためのいくつかの重大なポイントが含まれている。まず「ゆううつのため」というのが大切である。これがほかの理由のためなら，うつ病ではない。例えば「何かが怖くて怖くて職場に出られない」「馬鹿馬鹿しくてやってられないから，1日中さぼっている」などというのなら，不安や妄想，あるいは主義主張などを先に考えたほうがよく，うつ病らしくない。ゆううつとはあくまで「エネルギーの低下」を基本とすることを知っておくべきである。また「仕事をもともとできていたかどうか」というのも重要である。ずっと前からできていないのでは，うつ病らしくない。うつ病の診断には「できていたことができなくなる」という「変化」が重要なのである。

[*2] 「うつ病が病的であることは分かったが，病気ではなく『ゆううつ』という症状で括られる症候群にすぎないのか」との意見もあるかもしれない。これはなかなか鋭い視点であるが，筆者は「疾患」として捉えたほうがよいのではないかと思っている。「原因」→「病態生理」→「症状」→「治療」→「経過」という括りでいくつかのタイプの疾患像が固められてきたように思えるからである。これは臨床研究や神経化学的な研究の成果であろう。もちろん，まだ完璧ではない（とくに病態生理の部分）し，今後の変更や追加もあろうが，単に「症候群」として扱うほどの「何も分かっていない状態」ではないのである。

にこだわるのか」「なぜそんなに病気のレッテルを貼ろうとするのか」と感じる人もいるかもしれない。これにはこのように答えることができる。「うつ病を病気として捉えたほうが治療の道が開けるから」。つまり医学的治療によって，うつ病が救われる可能性が大きく高まるのである。この点は医学が自信をもってよい。

2）それはストレス反応性に関わる病気である

うつ病理解のためには，症状以外の特徴も重要である。よく誤解される点でもあり，学問的にも議論のあるのは，うつ病を引き起こすきっかけ（つまり心理的，状況的な原因）についてであろう。この点については2つの両極端な考えがある。

1つはうつ病は何のきっかけもなく起こる，という考え，もう1つはうつ病はショックが原因で起こるという考えである。前者は「うつ病は精神病なのだから，きっかけなどはない。逆に言えば，きっかけもないのに生じるからこそ，精神病なのだ」という古いうつ病観が基本となっている。後者は「うつ病はきわめて人間的な病である。きっかけがないように見えるのは，共感の力が足りないからであって，状況への人間的な反応としてうつが生じるのである」という「何でも理解・共感しよう」というわりと単純な立場からきている。

臨床的な事実からすれば，正解は両者の中間である。つまり，「いかにも人間的なきっかけがあるが，そういう状況に置かれれば誰でもうつ病になるわけではなく，なぜあんなにゆううつになったのか，誰にでも理解できるというわけではない」ということであろう。つまり確かにストレス体験がきっかけになって生じることが多いが，その反応が大きく，長すぎる，したがって共感できにくいというわけである。これを現代的に言い換えれば，「うつ病とはストレス反応性に関わる病気である」となろう。

3）うつ病といってもいろいろなタイプがある

感情という複雑な神経機能の病気であるうつ病が均一のものではないことは，ごく常識的に考えても肯けることである。ほとんどの内科疾患にも多く

の亜型があることから，内科医にとってもうつ病がサブタイプから成り立っていることは理解しやすいに違いない。

　うつ病のサブタイプはそれほど複雑ではない。簡単に言えば，うつ状態と正反対の躁状態が存在するかどうか，うつ状態の程度と睡眠・食欲のパターン，経過が長いかどうか，の3つの要素によって分類する。これは第Ⅱ章Aで詳しく述べるが，概略を示せば，①大うつ病性障害（単極性うつ病），②双極性障害（躁うつ病），③気分変調症（気分変調性障害，神経症性うつ病），④非定型うつ病，の4つのタイプである。①はうつ状態はあっても躁状態のないタイプ，②は躁うつ両方の状態があるタイプ，③はうつ症状の数は少ないが，2年以上の長期にわたって続くタイプ，④は通常のうつ病と異なり，過眠，過食を示し，周りの状況によって病状が左右されるタイプである。これは内科疾患のように「病態メカニズム」からの分類ではないのだが，おそらく近い将来に遺伝子レベルでの病態が解明されても，この分類の枠組みはそれほど大きく崩れることはないと思われる。それほど，臨床的に固まったサブタイプと言ってよい。

　少し問題となるのは，このようなサブタイプを有する疾患全体を何という呼称でまとめるかである。かつては全体を「躁うつ病」という言葉で代表させていたが，これは明らかにおかしい。それでは，すべてのサブタイプに躁状態が存在するように誤解されてしまうからである。国際的には"mood disorder"（気分障害）という用語が正式となっている。これは学問的な厳密性からいくと正確だが，いかにも日本語として生硬である。いやむしろ，「気分」という言葉は日本語のニュアンスからしてやや軽いとも言えるし，それゆえに誤解されるおそれもある。筆者個人としては，やはり一般的な日本語としても馴染んだ「うつ病」という言葉で全体を代表させ，その中のサブタイプで学問的に正確な用語を用いるのが一番分かりやすいのではないかと思い，啓発本や講演などではそうしている。もちろん医学の世界では国際協調が今後ますます大切であり，「気分障害」という言葉を用いるべきことは承知しているが，一般医向けの本書の性格を考えて，あえてここでは「うつ病」という用語を，疾患群全体を表す言葉として用いたのである。

　うつ病の分類については後の各章でも何回も繰り返し述べることになる。

このように分類にこだわるのは何も学問的な厳密性のためばかりではなく，実際治療上からも必要なことだからである。

4）かかりやすい性格というのがある

　ストレスとともにもう1つ，原因との絡みで言っておかねばならないのは「性格との関係」である。うつ病にかかりやすい人には独特の性格（病前性格）があるという。これは多くのデータと臨床的な経験から強調される点である。そしてこの病前性格は，3）で述べたうつ病のサブタイプごとにかなり異なっている。

　簡単にまとめれば，①大うつ病性障害は「几帳面で気を遣う真面目人間」「凝り性でくどい，こだわり人間」，②双極性障害は「明るい，ハイでテンションの高いお調子者」，③気分変調症は「神経質で気にしやすい弱力性の人」，④非定型うつ病は「対人過敏，対人不信が強く，傷つきやすくキレやすいタイプ」ということになるであろう。ただ，これには多くの例外があるし，性格は病型と違って厳密に分類することができず，あくまで「大まかに言えばこういうタイプが多い」ということである。

　このような性格傾向はうつ病になる前からある（おそらくかなり小さな子供の時から）のであって，これがうつ病の「原因」の一部と言ってもそれほど大きな間違いではないようにも思える。つまり「うつ病はもともとの性格が高じて病気になる」のである。しかしこれを単なる「性格反応」として考えることもできない。いったん病気になってしまえば，明らかにもともとの性格を超えて，まさに病気といってよいレベルの「硬直化した考え方」しかできなくなってしまうのである。ものすごく大胆に割り切れば，「うつ病は病前性格がさらに極端になって病的になったものである」と言えるのかもしれない。

　性格と病気の関係についての例を示す。ここに挙げたのは，大うつ病性障害と，その典型的な性格である。

CASE

　Aさんは鉄道会社の駅長をしている。謹厳実直を絵に描いたような人で，無

遅刻，無欠勤，周囲にうるさく言うことはないが，部下のほうでもまじめにやらざるをえなくなるのはAさんの生真面目さゆえであった。まさに鉄道マンとしてぴったりの人である。ある日のこと，大雪が続いて鉄道ダイヤは大幅に乱れ，一部の乗客が怒って駅長のAさんに詰め寄り，挙げ句の果てに勝手に電車を降りて線路の上を歩いて帰ったりした。幸い事故はなかったのだが，そのことで本社から事情を聞かれたり，事後反省の委員会があり，帰宅も遅くなる日々が続いた。Aさんはそのストレスで眠れぬ日が続いて，ついにうつ病となった。そして，死のうとして駅の近くの陸橋の上をフラフラと歩いているところをかろうじて駅員に止められた。Aさんは言う。「迷惑をかけた。死んでおわびをする。もう取り返せないミスです」。

これは責任感の強いAさんの性格からの反応と考えられないことはない。しかしよく見ると，やはり単なる「性格」というには行き過ぎていて，普通ではないと思える面が多い。まず大変な状況ではあったが，事故に至ったわけでもなく，「死んでおわびする」ようなことではない。会社も後日の同じ状況に備えて対策を検討しただけであり，Aさんはじめ，特定の個人を叱責したり，責任を追及したわけではない。第一，天変地異のためなので，個人に問題をもっていくような事情でないことは明らかである。それに乗客も感情的になっただけで，後日苦情が寄せられたとか，マスコミが批判したなどということもない。こう考えると，Aさんのその時の感情状態はやはり病的である。それに同僚や上司が「誰も君個人に何も言っていない」「もうあの日のことは終了したことで，何の問題もない」と必死で説得しても，「いや，私はもう鉄道に勤める資格はない。死ぬしかない」と頑固に繰り返すのには，周囲の人たちも「普通ではない」と容易に見て取れたのである。この事例で分かるように，うつ病とは「もともとの性格をベースとするが，発病するとそれがさらに極端な形で現れる病気」とすると，理解しやすい。

5）それは本来，自然に治る病気である

うつ病は不治の病ではない。いや，基本的には治療しなくても自然に治る

病気である[*3]とも言える。それなら治療しなくてもよいのではないか,「初版の序」のところで書いてあった「初期治療が大切」というのと矛盾しないか,という質問が出そうである。

　これについては,明快な答えが出せる。「ある時期がくれば自然に治ることは確かだが,それまでに自殺する可能性がある」「治療しなければ,こじれて必要以上に長く苦しむことになる」ので,治療は明らかに必要なのである。また「自然に治るが,繰り返すことが多い」ということもあるので,今後は治療のほか,予防の視点も必要になってくる。

6）最初に精神科医以外の一般医療を受診することが多い

　このことは「初版の序」で述べたことであるが,うつ病患者の多くは精神科にではなく,まず内科を中心とした一般医にかかる。ここではこのことを,数値をもって示したい。上島によれば,米国でもわが国でも,軽症うつ病の80%がプライマリケア医を最初に訪れ,精神科医にいきなり初診するのは10%しかいないという[1]。1988年の米国における調査では,プライマリケアに受診する患者の10.0%がうつ病であった。また精神症状の中で最も多いのがうつ状態で,全患者の12〜48%にも見られたという[2]。わが国にもほぼ同様の統計がある。1993年の佐藤の論文によれば,総合病院一般科を初診した患者の4.7%がうつ病であった[3]というし,藤井の報告では内科を初診した患者の6.0%がうつ病であったという[4]。米国におけるさらに大規模な調査では,一般人口の13〜20%が臨床的に意味のある抑うつ症状を示し,3〜8%はうつ病との診断がついたという[5]。

　以上のデータは①うつ病はしごく一般的な病気である,②うつ病の多くはまず,精神科医以外を受診する,③プライマリケアや内科にかかる患者のかなりの部分がうつ病である,ことを示している。これを踏まえて,厚労省で

[*3] どのくらいの期間で自然回復するのかについては,正確な統計がない（し,また自然回復例というのは病院にかかってないわけだから,当然ながら統計の取りようがないとも言える）。多くの人の印象では平均2〜3カ月というところではないだろうか。しかし最近,うつ病の長期化ということが言われている。何年も治らないタイプが増えてきて,その割合は20%にも及ぶとも言う。これは時代性なのか,他の要因なのか,あるいはうつ病の定義が変わったためなのか,諸説はあるが,明確なデータで断言できる状況にはない。

もプライマリケア現場におけるうつ病診療力を高めるような方策を展開しようといている。

7）薬は内科医にもある程度使いこなせる

　一般の内科医が思っている以上に，うつ病には薬がよく効く。「人間の心に影響を及ぼす薬などあるのか，あったとしても怖い薬ではないか」と誤解されることも多いのだが，うつ病の治療薬，つまり抗うつ薬は「心に影響を及ぼす薬」と言えるかどうか，疑問の面がある。なぜなら，「普通の心」には全然影響を及ぼさない。つまり飲んで気分がよくなるなどということはまったくない。それなのに，うつ病患者の症状のすべてを改善する。ただし，非常にゆっくりとである。

　以上を考えると，抗うつ薬は「気分に効く」というより，「うつ病という病気」に効く，といったほうが正確なように思える。そして，薬の使い方にも定式的なものがあり，それゆえに内科医でも勉強すれば使いこなすことは可能である。もちろんうつ病の治療法はまだ完全ではないし，総体としてみれば有効率も，かなり工夫したうえで6割弱といったところである。飲みにくさにつながる副作用や，まれではあるが深刻な事態を引き起こしかねない問題点も皆無ではない。それを含めて理解していることが「使いこなす」ということである。

文献

1) 上島国利：抗うつ薬の知識と使い方. ライフ・サイエンス, 1993
2) Barrett JE, et al: The prevalence of psychiatric disorders in a primary care practice. Arch Gen Psychiatry 45:1100, 1988
3) Sato T, et al: Lifetime prevalence of specific psychiatric disorders in a general medicine clinic. Gen Hosp Psychiatry 15:224, 1993
4) Fujii K, et al: Studies on depressive patients in general practice. The History of the Department of Neuropsychiatry. Nagasaki University School of Medicine, From 1967–1984, p150, 1985
5) Blazer D, et al: Depressive symptoms and depressive diagnoses in a community population. Use of a new procedure for analysis of psychiatric classification. Arch Gen Psychiatry 45:1078, 1988

CHAPTER II うつ病をどう診断するか
──症状論と診断

■ 本章のねらい

この章ではプライマリケアの現場を訪れたうつ病患者をどのように見分け，診断するのかについて述べる。理論的なことや学問的な事柄については，それが実用上役に立つ場合にのみ触れることにし，ポイントを押さえる一方で，あまり無味乾燥にならないように，多少読み物的な雰囲気も入れたつもりである。

A うつ病の臨床類型

1) 臨床類型を知ることはなぜ必要か

すでに第Ⅰ章でも述べたように，うつ病はいくつかのサブタイプから成り立っている。これを理解することは，単に知的な興味という以上に，次のような臨床上の意味がある。

まず，サブタイプによって，選択する治療薬が異なってくる場合がある。薬に対する反応性も異なってくる。また，今後の経過を予測することができ，したがって患者や家族へのアドバイス，説明が異なってくる。さらにサブタイプと性格傾向には関連があるので，患者との付き合い方も多少違ってくることがある。これらのことから，精神科医以外の非専門家が治療可能なものかどうかを判断する重要な要素ともなる。

以上より，「診断」といった場合にも，どのサブタイプなのかにまで踏み込んで診断することが必要であり，まず臨床類型について述べるのはこのためである。

表1 わが国での伝統的なうつ病分類法

① 内因性うつ病
　● 単極性うつ病
　● 双極性うつ病
② 神経症性うつ病
③ 反応性うつ病
④ 脳器質性うつ病

2) 臨床類型の分類法にもいろいろある

　臨床類型の分類の仕方にも，国により，あるいは学派によっていろいろな方法があるのだが，最近になって分類に対する考え方は変化してきているし，国際的に共通した分類法を作成しようという動きも盛んである。細かな点はともかくとして，このような最近の傾向を知っておくことも無駄にはならない。ここでは代表的なものとして，伝統的な分類法と米国のDSM-IVを対比し，おのおのの背景にある考え方を簡単に説明し，本書で採用した分類につなげる前提としたい。

　表1はわが国の精神医学での伝統的な分類法である。①の「内因性」という言葉の意味は「内部に原因がある」，つまり，ほとんど「体質的」というのに近い。言い換えれば，このタイプは「まだ原因は分からないが，脳の働きに生来性の異常がある」と考えられているもので，古典的な精神病理学では「精神病」という位置づけになる。

　単極性うつ病は「うつ状態のエピソードしかない」タイプ，双極性うつ病は「うつ状態のほか，躁状態も示したことがある」というものである。神経症性うつ病は「うつ病というよりノイローゼであって，性格的な弱さからぐずぐず長くうつ状態が続いている」タイプ，反応性うつ病は「（肉親の死とか，事故に遭った，会社を首になった，失恋などの）誰でもうつ状態になってしまうような出来事をきっかけに（一時的に）ひどいうつ状態になっている」というもの，脳器質性うつ病は「外傷とか脳血管障害などにより，脳に損傷をきたした後でうつ状態に陥っているもの」である。これは臨床的な実態にも合っているし，論理的で分かりやすい。しかし問題は，これが基本的には原

表 2　米国の診断基準 DSM-IV による気分障害分類

Mood Disorders（気分障害）
Depressive Disorders（うつ病性障害）
 ● Major Depressive Disorder（大うつ病性障害）
 ● Dysthymic Disorder（気分変調性障害）
Bipolar Disorders（双極性障害）
 ● Bipolar I Disorder（双極 I 型障害）
 ● Bipolar II Disorder（双極 II 型障害）
Atypical depression（非定型うつ病）

因による分類である点にある。つまりうつ病は原因が分からず，それこそこれから研究しようとしている命題であるにもかかわらず，その基になるのが「原因による分類」であるのはいかにもまずいのである。

　その意味では，「症状」と「持続期間」という誰が見ても客観的で議論の少ない事実によってのみ分類する方法が理にかなっているかもしれない。その代表的なものが，米国精神医学会による DSM-IV 分類である（**表 2**）。これは米国国内での分類法であるが，世界各国で標準的に用いられるようになり，世界保健機関が採用している ICD-10 の分類もこの影響を強く受けている。

　ここで分類の根拠とされたのは，純粋な臨床像と経過である。疾患全体を「気分障害」と称し，まず Major Depressive Episode（大うつ病エピソード），Manic Episode（躁病エピソード）などの状態像を厳密に定義し，それに当てはまるか否かを診断の基本にしている（具体的な DSM-IV の診断基準は後述 34 ページ参照）。これは要するにこれまでの臨床概念で考えられているうつ病（あるいは躁病）に該当する症状があるかどうかということであり，状態像診断と言える（疾患名ではなく，その基礎になるものである）。そのうえで非常に具体的な基準に基づいて，**表 2** に示すような臨床類型に当てはめていく仕組みである[*1]。これは，医師だけではなく，看護師，ケースワー

[*1] DSM-IV の実際のマニュアルは，医学書院から発刊されている〔American Psychiatric Association: DSM-IV-TR 精神疾患の分類と診断の手引 新訂版（髙橋三郎・他訳）．医学書院，2003〕。原書がマイナー改訂されたので TR がついているが，基本的な内容に変更はない。何かコンピュータソフトのマニュアルを連想させるような，分かりやすいが，メカニカルな書き方である。

カー，弁護士，保険会社の人など，どの職種の，どのレベルの人とも共通のマニュアルを通してコミュニケーションをよくしていこうとする，いかにもアメリカ的な発想の所産と言える。

　ここではうつ病性障害と双極性障害（伝統的分類では双極性うつ病に相当）がまず別のカテゴリーとして分けられている。大うつ病というのが，伝統的分類で単極性うつ病に相当するものである。神経症性うつ病に相当するのは気分変調症（気分変調性障害）であるが，ここでは「2年以上，軽いうつ状態が続くタイプ」と明確な症状に基づく定義が定められている。

　気分変調性障害が大うつ病と並列して，うつ病性障害のサブタイプとして位置づけられていることはやや意外だが，全体としては基本的には伝統的分類と大きく変わるものではない。ただし，気分障害のカテゴリーからは「脳器質性」「反応性」というサブタイプは姿を消している。

　その一方で，伝統的診断にはなかった新たなカテゴリーも設けられている。まず，双極性障害の中にⅠ型とⅡ型という2つのタイプを区別している。Ⅰ型は従来の双極性うつ病と同じであるが，Ⅱ型はうつ病のエピソードを繰り返し，その中で軽い躁状態を示したことのあるタイプである。これを設けた意味は，「軽い躁状態は気づかれない場合が多く，単極性うつ病と誤診される場合がほとんどである。しかし，これも立派な双極性であって，双極性としての治療をしたほうがよい」という，いわば警鐘を鳴らした形である。ただ最近ではさらに踏み込んで，「Ⅱ型のほうがⅠ型よりも薬物に反応しにくく，予後が悪い」「Ⅱ型は性格的な偏りが大きい場合が多く，その面での対応が必要である」というニュアンスも含んで捉えられることが多くなっている。

　もう1つの新しいカテゴリーは「非定型うつ病」である。ただし，これは双極，単極，気分変調性障害と横並びの分類ではなく，それらを診断したうえで，さらに重複してつけることができる診断名とされている。例えば，「双極性障害で非定型うつ病にも該当」といった具合に。非定型とは「典型的でない」という意味であって，うつ病の定義にはともかくも当てはまるのだが，典型的なケースとは異なる特徴を多く示すということである。つまり，「出来事によって大きく気分が左右される（よいことがあると，とたんに元気になり，ちょっとした嫌なことがあると，すぐに落ち込んだり）」「ひどく眠りす

ぎる（1日10時間くらい眠るなど）」「大量に食べる（主として甘い物）」「倦怠感がひどく，体に錘が付いているように動けない」の4つの特色が指摘されている。このタイプは単に症状特徴が異なるだけではなく，通常の治療があまり奏効せず，性格的な不安定感が大きいために，臨床的に困難化することが多い，というニュアンスでも語られる。つまり，予後の目安をつけるという意味合いがあって分類に加えられたわけである。ただし，最近の指摘では，非定型うつ病のかなりの部分は双極Ⅱ型と重なるとも言われ，将来は位置づけが変わってくるかもしれない。

以上，伝統的分類とDSM-Ⅳをまとめて対比すれば，単極性うつ病→大うつ病性障害，双極性うつ病→双極Ⅰ型，Ⅱ型障害，神経症性うつ病→気分変調性障害，そして新たに非定型うつ病が加わる。

3) 性格とうつ病の臨床類型

臨床類型は基本的には症状，経過，躁の有無などによって診断されるものだが，もう1つ重要なのは，おのおののサブタイプによってもともとの性格傾向がかなり異なっているという点である。とくにわが国では古くから両者の関係を重視し，一部は診断の根拠としても用いられてきた流れがある。

以下に病前性格と臨床類型との関係を整理してみたい。

❶ 双極性うつ病には「循環気質」が多い

循環気質とは「社交的，活発，明るい，人間好き，めんどうみがよい，お調子者，軽薄」といった性格傾向のことである。言ってみれば「ネアカ」であり，「陽」の性格といってよい。このような性格は当然，社会では好ましいものとして受け止められ，能力が伴えばリーダー的性格にもつながるものであろう。ただその反面では，1人になると寂しがり屋で，物思いに沈んだり，反省的だったりする面がある。つまり感情面では二面性があるのだが，人格構造としては単純で，計算して策略を巡らせたりするタイプではなく，「裏表がある性格」というわけではない。全体に信頼感がある人柄と言ってよいだろう。

「循環気質」という言葉の意味は，単に「躁うつ病に多い性格」ということからきているだけのことである。つまり「躁とうつという両極端の状態が循

環して現れる病気に多いから」という意味であり，この性格そのものが「循環する」という意味ではない。したがってあまり適当な呼称とは言えないように思われる。むしろ循環気質の本質を「人の世にうまく乗っかって生きる」という意味で「同調性格」と呼称したほうがよいという立場もある。ただ，こう言うと今度は「他人に気をつかって，相手に合わせて生きる性格」と誤解されるおそれが出る。そこで本書では現状追認的に「循環気質」と呼ぶことにする。

❷ 単極性うつ病には「メランコリー親和型性格」「執着気質」が多い

単極性うつ病の患者にも特有の性格傾向があることが，古くから指摘されている。ドイツの精神病理学者テレンバッハによる「メランコリー親和型性格」と，わが国の下田による「執着気質」が有名である。この2つの性格タイプはおのおの影響を受けずに提出されたものだけに，微妙に差異があるし，言わんとしたポイントも本当は異なっているのだが，共通点も多いので，ここでは両者をまとめて説明してみる。

これは「几帳面，物事にこだわる，真面目，人に気をつかい他者に合わせようとする，職務やルールに忠実，保守的で変化を嫌う，融通がきかない，頭が固い」などの特徴をもつ性格である。仕事を任せると着実にこなし，しかも周囲に合わせながら実行するので，当然信頼される。「誠実で真面目，信頼感がある」となると，仕事人としては理想的にも思える。ただ，その反面でアイデアに乏しく，できあがった秩序を忠実になぞることしかできないので，リーダーとしては食い足らないし，ユーモアのセンスがなく，重々しい雰囲気なので，「人気者」といった存在にはならない。むしろ地味で目立たない場合が多い。よく言われる対比だが，循環気質は「大将型」，メランコリー親和型性格は「参謀型」と喩えられ，この両者が組み合わさると組織はうまくいくとも言われる。つまり，循環気質のリーダーがワーッとお祭り的にアイデアをぶち上げて，周りの者を引っ張っていき，盛り上がったところで，メランコリー型の実務家がコツコツとその実行プランを作る，という形が成功に導くと推察される。

❸ 神経質や過敏さとうつ病は関わるか？

以上に述べた病前性格は，いずれも「気にしやすい」「不安を感じやすい」

「内向的で傷つきやすい」といったいわゆる「神経質性」とはかなり異なっていることにお気づきであろう。しかし，ごく素朴な感覚として「くよくよ小さなことを気にし過ぎるから，うつ病になるんだろう」というイメージもあるかもしれない。これも半分以上はあたっている。ただしこのような場合，単極性うつ病や双極性うつ病にではなく，気分変調症になる場合が多い。

ここで「神経質な性格」をさらに掘り下げて考えてみると，「内気でおとなしい」傾向と，「対人関係で傷つきやすい」傾向とは微妙に違っていることにも気づく。単に内気な人にとっての問題は，必ずしも他者ではなく自己不全感である。自分に自信がもちにくく，「私はダメだ」と「身を引きがち」になる。だから周りから見ると「おとなしい人」という評価を受けてはいるが，「困った人」という扱いは受けていない。しかし，対人的に傷つきやすく，それを「他者が悪いからだ」と解釈したり，「自分は損している，いじめられている」と多少被害者意識を強くもってしまう場合，いわゆる「キレル」状態も出現したりして，周りからは「困った人」「問題児」などと扱われかねない。このような性格の持ち主がうつ病に罹患した場合は，「非定型うつ病」の形を取りやすいとも言われている。

ただもちろん，気分変調症や非定型うつ病のすべてがこのような性格だと言うわけではない。これらのタイプでは，単極性や双極性の場合より性格的なバラエティは大きく，非常に穏やかでおとなしい非定型うつ病のケースも十分ありうる。

❹ 病前性格と「うつ病という病気」の関係についての論点

以上のうつ病と病前性格との関係は臨床的な観察に基づく，いわば「経験的な事実」なのであるが，ここでいくつかの素朴な疑問が湧いてくる。以下のような点は実際，精神医学の学会でも論点となっているのだが，ここでは筆者の個人的な考え方について述べたい。まず「なぜこのような性格の人がうつ病になりやすいのか」という点である。これは「それぞれの性格が裏目に出て，うつ病になる」と考えると分かりやすい。循環性格やメランコリー型性格の場合，一般的には「好ましい性格」とされるし，それゆえにうつ病者には社会的に成功している人が多いものと思われる。しかし，その「好ましさ」ゆえの問題点ももっているのである。それは両性格によって，多少の意味が

異なる。循環性格の場合，「張り切りすぎて，疲れてしまうことがある」「しかしぎりぎりまでブレーキが効かないので，結果的に疲れた状態で仕事が押し寄せてパンクしてしまう」という問題点，メランコリー型の場合，「手を抜かず生真面目にすべてをこなそうとするが，能力を超えても休むことを自分に許さず，ますます疲れる」「周りの人に合わせようとするが，それと自分のペースとの間に折り合いがつかず，いつも悩み，疲れる」という弱点があり，これがうつ病に結びつくと説明すれば，納得しやすい。言い換えれば，循環性格は「調子に乗りすぎ」，メランコリー型は「柔軟性がない」面が足を引っ張るのである。これらを理解することは，うつ病者への治療や予防のアドバイスをする面で重要なポイントとなる。

　一方で気分変調症や非定型うつ病の「神経質性」「過敏性」の場合，その性格的な特質ゆえに社会適応レベルはよくない場合が出てくる。もちろん自分の性格とうまく付き合い，逆に周りの理解と援助を得て適応力を発揮している人もあるが，このような場合にも，どこか無理が生じがちになる。その無理がうつ病という形となって現れる，という解釈は非常に単純ではあるが，分かりやすい。そして，うつ病に陥った場合，その性格の弱い部分が前面に出て，うつ病であること自体がさらに神経質性を高めたり，周囲との摩擦を大きくしたりして，なかなか立ち直りにくくなる。つまり，慢性化である。この意味では「病前性格」は原因の一部ともなりうるが，「立ち直り」を阻害する要因としても働く可能性がある。

　以上とつながることだが，「うつ病とは性格が極端になった病気」と言ってよいのか，という質問もよく受ける。確かに，うつ病になると「もともとの真面目さがさらに真面目に」「頭の固さがさらに固く」なったように見えるし，躁状態の時にも「積極性が行き過ぎて，怒りっぽく」「明るさが行き過ぎて，支離滅裂」になっているように見える。このことから，性格と病気の間には連続性があるようにも思える。ただ頭の固さにしても「病的な頑固さ」，アイデアの行き過ぎにしても「妄想」とも言えるレベルとなるわけであり，うつ病，躁うつ病の症状を単に「性格が極端になったもの」と言うことはできない。そこには性格と一線を画する「乗り越え点」があると言わざるをえないのである。

また一方で「このような病前性格は，うつ病者に『必ず』見られるのか」という論点がある。これには「必ずではないが，確率は高い」と答えることができる。ただ「双極性うつ病が循環気質であることは，単極性うつ病がメランコリー親和型性格である割合より，低い」ということは言えるかもしれない。これは，そもそも循環気質は典型的なものは少なく，他の性格傾向が混ざっていることがほとんどであり，判定がしにくいためではなかろうか。メランコリー型で単極性うつ病と思っていた人に躁状態が出現して，「そう言えば，あの人には循環性格的な面があったなー」と後から分かる，といったケースも多いようである。神経質性や過敏性についても同様であり，気分変調症，非定型うつ病のすべてではないが，確率は高いということになる。

　病前性格論の最後にあらためて強調しておきたいことがある。性格を意識することは診断，治療，予後の予測，対応法などの点で非常に重要であることは間違いないが，性格判定というのははっきりとした線引きができるものでもなく，場面や状況によって性格の異なった面が出てくるのが人間である。性格が決めつけや差別の理由づけに使われては，性格論はむしろマイナスに作用することも意識しておく必要がある。また，「このような性格だから，この診断名だ」と，性格から逆に診断を決めることはむしろ危険である。すでに述べたように，性格はあくまで確率的にしか言えないので，診断の補助要素としては弱いからである。

4) 抗うつ薬の効果と臨床類型

　うつ病のサブタイプごとに抗うつ薬への反応性（効きかた）も多少異なっている。抗うつ薬が最もよく効くのは単極性うつ病である。これは正しく用いれば70％くらいのケースで着実な効果を上げることができる。続いて双極性うつ病であるが，こちらのほうは50％弱の有効率となろうか。かなり効果は落ちるという印象がある。長く躁病相が見られず，単極性と考えて抗うつ薬の治療をしていたが，どうも効き目がよくないなと感じていたところ，躁状態に陥り，「双極性だったのか」とやっと分かる，などという場合をよく経験する。このことが「抗うつ薬の効果があまりはっきりしない時にはリチウムなどの感情調整（気分安定）薬を少し付加してみる」という考え方にもつ

ながる．

　抗うつ薬の効果が乏しいのは，気分変調症や非定型うつ病である．これは10〜20％くらいの効果しかないのではないかと思われる．気分変調症は定義から，長期ずるずると軽うつ状態が続くタイプとなっており，逆に言えば「治りにくいものを気分変調症とする」という側面もあるからでもあろうが，治療効果は何をやっても乏しい．非定型うつ病は米国では有効率のある程度高い抗うつ薬（MAO 阻害薬）が報告されているが，現時点でわが国では使用不可能であり，しかもその効果も抜群に優れたものとも言えない．これらのタイプについては，精神科医であっても医学的治療の限界を感じてしまうこともある．しかし，治療というよりケアというレベルでの医学の果たす役割も大きい．精神療法が効果を上げる場合もあるので，臨床心理の専門家との連携なども視野に入れて対応する必要がある．

5）本書で採用した臨床類型のまとめ

　以上の諸点をまとめて，本書では**表3**に示したような臨床類型を採用している．これは伝統的な分類と DSM-IV のような新しい国際標準的な分類の折衷的なもののように見えるかもしれないが，別にここで筆者独自の分類を打ち立てようなどとしたものではない．これは内科医にとっての分かりやすさを主眼としたもので，標準的な分類と矛盾するものではなく，これを基にいろいろな分類法も理解しやすくなる類のものと信じている．ここでは，まず全体を「うつ病」という名称で統括している．これは現状では正確には「気分障害」とすべきであろうが，先にも述べたように，一般的な分かりやすさ，日本語としても通用していること，意味としても不正確ではないなどから，一般医向けにはこの名称がよかろうと考えたためである．

　またここでは脳器質性・症候性うつ病というのを採用している．これはとくに内科臨床では多く遭遇するものであろうし，実際疾病論的にもこれまで述べてきたうつ病とは異なる位置づけと考えられるからである．この意味するところは，「比較的深刻な身体疾患や，脳の一次的な障害のある患者に生じたうつ病で，その身体疾患がなければうつ病にはならなかったようなもの」としている．

表3 うつ病の臨床類型と各型の特徴

	単極性うつ病	双極性うつ病	気分変調症	非定型うつ病	脳器質性・症候性うつ病
DSM-IVの名称	うつ病性障害	双極性障害	気分変調性障害	非定型うつ病	一般身体疾患による気分障害
うつの程度	時に重い	時に重い	軽い	時に重い	時に重い
躁の有無	ない	あり	ない	しばしばあり	ない
持続期間	月単位，時に年余	月単位，時に年余	2年以上	月単位，時に年余	慢性化
性格	メランコリー親和型	循環気質	神経質 自己不全	対人過敏	特定のものなし
抗うつ薬の反応	良好	やや不良	多くは不良	やや不良	多くは不良
感情調整（気分安定）薬の反応	難治，時に追加して有効	良好	不良	不良	不良
内科医の治療的関与	重症でなければ可能	困難	困難だが，安定維持目的なら可能	困難	重症でなければ可能

6) 内科医はどのサブタイプを診療可能なのか

　表3にはこれらの臨床類型のうち，どのタイプを内科医は治療しうるのか，という点についても含めてある。まず基本的な考えとして，内科医は「うつ病のサブタイプ診断」ができるべきであると主張したい。診断がある程度正確にできねば，治療の範囲や精神科医への紹介もできにくくなるからである。内科医のうつ病医療への役割は診断のみにとどめるべきだ，という割り切った考え方もあるが，内科医であっても治療にまで踏み込むことができるケースは多いし，また積極的にそうすべき場合も少なくない。その見極めのためにもサブタイプ診断は重要である。それができることを前提として，以下論を進めることにする。また，内科がどこまで診るかという問題は非常に重要

なので，多少の重複もあるが，第Ⅶ章Cにおいても述べる（☞120ページ）。

　双極性，気分変調症，非定型うつ病の大半は精神科医に紹介することを原則としたほうがよい。これらのサブタイプは抗うつ薬に反応しにくく，慢性化したり，頻回に再燃したりするので，精神科以外で加療することは困難である。ただ，これらであっても，安定したケースの維持目的（とくに以前から家庭医として関わっている場合など）になら，治療関与することは差し支えない。また単極性うつ病であっても，自殺念慮が強かったり，みるからに重症例，イライラと落ち着きない場合などは，もちろん非専門家が対応すべきではない。これらを除外すれば，単極性うつ病の軽症例や，入院中の身体疾患に合併したうつ病，脳梗塞後や悪性腫瘍加療中のうつ病などが，内科医の加療対象となるのではないかと思われる。ただ，重症や双極性であっても，精神科医に紹介するまでの「つなぎ的」な緊急介入は内科医でも行わざるをえない。

B うつ病の症状

　言うまでもなく，うつ病診断の最大ポイントは症状にある。もちろんこれは他の内科疾患においても同様であろうが，うつ病の場合，検査データというのがない分，さらに症状論は重要である。

　うつ病の症状とは「抑うつ状態」である。そこでここでは抑うつ状態とは何かを説明することになる。抑うつ状態そのものは，精神的なショックや嫌な出来事などの原因があれば誰でも陥るものであり，正常な感情反応とも言えるものだが，その程度が強く，質的にも多少「病的」と言えるレベルである点が，「うつ病の抑うつ状態」の特色である。ここでは「うつ病の抑うつ状態」について具体的に述べる。

1）気分はゆううつ

　ゆううつ気分は抑うつの中心である。重症例ではその苦しさは筆舌に尽くしがたいもので，あらゆる病気の中で最も苦しい症状とも言われている。「深い谷底に引きずり込まれるような感じ」と表現する人もいる。周りでいくら

楽しそうに盛り上がっていたとしても，テレビで面白いギャグを聞いても，可愛い孫が頬ずりしてきても，全然楽しさというものが感じられない。周りの楽しい雰囲気は自分にはまったく関係ないどころか，ひどく煩わしいものである。いや，たとえ自分を中心に喜ばしいことが展開されたとしても，絶賛の嵐に包まれてもまったく嬉しくはなく，むしろつらく苦しいものとして体験される。

CASE ●●●●●●●●●●●●●●●●●●●●●●●●●●●●●●●●●●●●●●

ある大企業の社長は自分の社長昇任の祝賀会の時，ひどい抑うつに陥っていた。祝辞は次々と続き，どれもが自分を絶賛するものばかりだったが，本人は「早く終わってくれないか。聞けば聞くほど苦しく，地獄のメッセージのように聞こえた」という。ここには後述するように，「自分はよいことなどしてないのに，皆をたぶらかしてよい人間のように見せかけてきた。まことに申し訳なく，お褒めの言葉は皮肉っぽく響く」という考え方の歪み（この場合は罪悪感）による部分もあるが，観念とは別に一次的に気分がひどく落ち込んでいるという抑うつの特質による部分が大きい。

1つ強調しておかねばならないのは，うつ病のゆううつ気分は「悲しみ」にあるのではないことである。肉親の死や離別により，人間はゆううつになる。その時の心理は「悲しみ」であろう。そこで流される涙は悲しみからくるものであって，感情のほとばしりによるものと言ってよい。これに対してうつ病のゆううつ気分は「空虚さ」である。むしろ「悲しめない」ことに問題があるとも言える。だから，うつ病患者は案外泣くことは少ないようである。このことをあるうつ病者は「この先オアシスがないことが分かっていて，なおかつ旅し続けねばならない隊商のような気持ち」と表現した。また「まるで自分が鉛の人形になったような感じ」と説明してくれた人もいる。このように，「悲しい感情」さえも動かなくなったところに，うつ病の苦しさがある。

2）気力がまったくない

やる気，ファイトなどといったものはもちろんまったく消失する。そもそ

も意欲というものは，ある程度の気分のよさを培地として生まれるものであり，行動が生じることには感情のてこいれが必要である（前向きの陽性感情を基盤としても，不安に駆られた感情を基盤としても，いずれにしろ感情のエネルギーがそこに生まれないと行動は生じにくい）。とすると，気分が低下し，感情が空虚になるうつ病では，意欲がないのは当然のことである。

　ここで気力が出ないというのは，積極的，意欲的に取り組む「攻めの仕事」に関してだけではない。慣れきった日々のルーチンワークや家事，たいして労力や努力を要しないちょっとした仕事，さらには入浴や着替えなどの基本的な日常活動もつらくなる。重症になればこれらのことがまったくできなくなり，身の回りが不潔になることもある。

CASE ●

　　ある女性はふだん非常に几帳面で，たとえほこりがまったくたまっていなくても，とにかく家中を毎日掃除し，食器も食器洗い器にかけた後，さらに磨いてから片付けるような主婦であったが，うつ病になってからは，掃除どころかごみがごみ箱からあふれてもそのままで，食器も洗わず何日分もそのまま積み重ねている。夫が出張から帰ってきて，まるで空き巣に荒らされた後のような部屋の中に呆然としている妻を見つけ，ただちにその異常さに気づいたのは当然のことであった。しかし妻はもちろん，そのようにしていることに平気なわけではなく，心では何もできない自分を責め焦るのだが，それでもできないことで，また自信をなくして意欲がさらに低下するという悪循環に陥っていた。つまり，うつ病者は「意欲がないことを非常に問題視している」のが特徴であり，「まあこのくらいならいいか」といった形で自分に妥協することがない分，さらに苦しんでいるといえるのである。

3）考えがぐるぐる回る

　考え方は不必要なほど悲観的で，後ろ向きである。ひどい時には妄想的と言ってよいほどに至ることもある。例えば，別に金銭的に困っているわけではないのに，「破産する。一家心中しかない」と考えたり，ちょっと上司に注

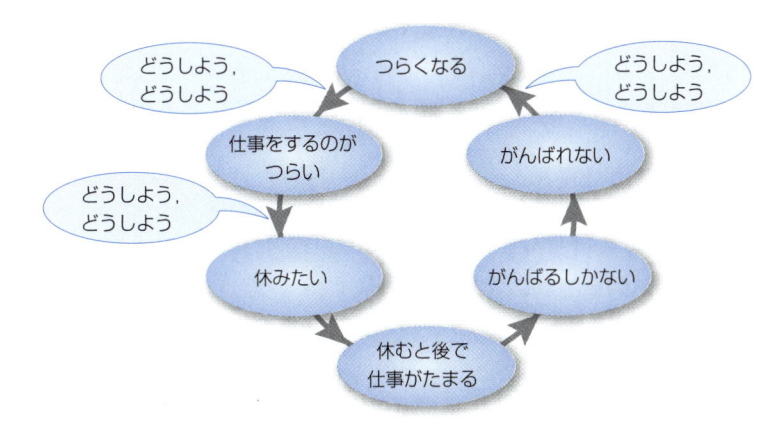

図1 うつ病の「ぐるぐる思考」

意を受けただけで「首になる」「左遷になる」ならまだよいが，「スキャンダルになって警察に逮捕される」と言い出したりすることがある。これは，現実把握が妄想的に歪んでいるとしてよいレベルであろう。

このような考えの内容的な問題のほかに，筆者はうつ病者の独特の考え方の筋道を，うつ病の病態を考え，また診断するうえでも重視している。それは筆者が「ぐるぐる思考」と名づけたものである。図1に描いたように，考えが堂々巡りをし，円環構造になってそこから抜け出せない。その円環をぐるぐる回るうちに，「どうしよう。どうしよう」という焦りの考えがしだいに強くなってきて，ついに自縛状態になる，というものである。ここには，「どうすればよいかは分かっている。しかしそのとおりにすると，もっと事態が悪くなる」という二律背反的な葛藤があり，その葛藤の上をぐるぐる巡るという構造が問題なのである。つまり，図1の例では「休むことが必須だ」と分かっていても，「休めばさらに仕事がたまる」という対立観念が頭に浮かび，思考が空回りをしている。この円環構造から脱け出す発想というのは，例えば「代わりの人を頼む」とか，「仕事に順番をつけて，最重要なことのみやる」とか，「とぼけてすっぽかす」とか，その人の個性に応じてたくさんあるかと思われるが，円環に縛られて発想が出てこない。いや，他の考えを誰かに指摘されても，それを受け入れることすらできないのである。これはまるで閉

じられた環状線の上を際限なく迷走する電車のようなもので，付き合うだけで目が回ってくる．いや実際，うつ病者にはめまいを訴える人が多いのも何か象徴的であるように感じられる．

④ 追い詰められた感じ

うつ病のもう1つの特徴として，「追い詰められた」「もう後がない」という観念がある．つまり「万策尽きた．万事休す」との思いで，この後に「死ぬしかない」との考えがつながることになる．これは考えの異常であり，激しい感情の動きを伴ってもいる．これが生じるのは，前記の「ぐるぐる思考」の結果であることは明らかである．つまり，逃げ道のない円環軌道を回っているうちに，疲労困憊してこの観念に至るのである．その場合にもちろん，「同じパターンで考えてるから解決方法など出てくるわけはない」と振り返る余裕はまったくない．

これと似た観念として「押し寄せ感」というのもある．つまり，いろいろな大変な事態，処理を迫られていることが圧倒的に押し寄せて迫ってくる，というものである．確かに仕事とか生活の中では複数の懸案を短時間に処理せねばならないことが多い．うつ病者は柔軟性のなさゆえに，この「複数の処理」というのが苦手である．そのため，実際以上に迫りくる事態を複雑多岐に感じ，圧倒された感じをもつ．これが「追い詰められ感」につながる．

CASE

交通事故に遭い，軽いむち打ち症にかかったことをきっかけにうつ病になった女性は，「保険会社にも連絡したけど，遅々として話が進まない」「相手に誠意がない．これから交渉が大変だ」「弁護士にも頼んだけど，事務的だ．また交渉が大変だ」「病院に通ってるのにいっこうによくならない」「もう不治の病になった．廃人になる」「会社に行っても仕事ができない．休んでばかりで首になる」と次々起こる事態に「追い詰められた．もうどうすることもできない．世の中は複雑すぎる．これから生きていく自信がない」と自殺をほのめかすに至った．この女性の話を聞くと，確かに大変にも思えるが，夫の見方は全然違う．「幸いむち打ち症はごく軽いし，だんだんよくなっていくはずと病院では

言っているんですが……。事故の相手に誠意がないのは事実ですが，だから保険会社と弁護士に頼んで，自分でばたばたしないようにしてるんです。弁護士とはまだ会ってないから，まだ何とも言えないですし……。それに交渉が何かあれば，私が窓口になるから，本人は治療に専念するよういつも言ってるんです。会社も理解があるみたいで，よくなるまで仕事を楽なものにしてくれてるんですがね」と夫は首をかしげる。つまりこの女性の場合，確かに多くのストレスはあるが，1つ1つを個別に考えてみると，実際に深刻な事態ではない。もし遠くから事態を眺める余裕があればそのことも分かるであろうが，円環の渦中にいると，圧倒的な「押し寄せ感」しか感じられないのである。

5) いっそ死にたい

これは前項の追い詰められ感の論理的帰結である。精神医学用語では「希死念慮」と難しく言うが，要するに「死にたい気持ち」である。これはどんなに軽いうつ病であっても多かれ少なかれ心にもっており，自殺の問題はすべてのうつ病に必須のテーマと言える。ただうつ病の極期にはすべての意欲がなくなるので，当然自殺しようという気力もない。自殺にはある程度のエネルギーが必要なのは，皮肉なことだが，うつ病者にとって幸いである。しかし少しうつ病が回復してくると，まず自殺の意欲から出現してくると言われている。うつ病の自殺が回復期に起こりやすいというのは，このためである（もう1つは周囲でも回復してきたのを見て，ホッとして観察の目を緩めるという要素もあるが）。

6) ひどいイライラ

うつ病はエネルギーがなくなる病気なので，動きは少なくなる。しかし時にうろうろ歩き回ったり，怒りっぽくなって突っかかるような言葉を吐いたりすることがあり，そのような時には活動性がむしろ高まっているように見えることもある。これは内面のイライラ感からくるものであって，空疎な感情を埋めるために生じたものと表現してもよいかもしれない。

イライラは危険な徴候として受け止めたほうがよい。まだ多少のエネルギー

が残っているということでもあり，一種の運動暴発なので，衝動的な自殺行動に結びつくこともまれではない。うつ病の回復期に生じる自殺について前項に述べたが，自殺の危険性は病初期から極期に入りかける時期にももう1つのピークがあり，それはイライラ感が基本となっている。

7) 眠れない

不眠はうつ病に必発といってもよい症状である（ただし，例外的に非定型うつ病では過剰に眠るのが特徴である）。寝つきが悪いのがノイローゼの不眠で，朝早く目が覚めるのがうつ病の不眠と言われている。これはある程度正しいが，診断に使えるほど確実ではないし，うつ病の場合，朝早くというより，午前2時とか3時に目覚めてあと眠れず，もんもんとする形が多い。

老人性やノイローゼの不眠では，夜眠らず昼に眠る，つまり昼夜逆転パターンが目立つが，うつ病では少なくとも自覚的にはこれは少なく，「昼も夜も眠れない」と表現することが多い。

8) 食べたくない

食欲が著しく落ちるのも大きな特徴である。いや，単に食欲が落ちるというより，食を巡るすべての面がガタガタになる，と言ったほうが正確だろう。味が感じられなくなる。したがって，おいしくない。食べ物への興味・関心が失われる。会話などで楽しみながら食事をする，ということがひどく苦痛になる。どうしても食べるとしたら，1人で食べたい。つまり食べるという行為がみんな嫌になるので，当然ながら食べる量が減る。したがってどんどんやせてくる。神経性食欲不振ではないか，と受診する患者も多いくらいである。実際この「やせた」というのも，うつ病の診断上大きなヒントとなる（もちろん，やせればうつ病だ，というわけではない。るいそうはいろいろな内科的疾患の検索が必要なことは言うまでもない）。

ただ非定型うつ病においては，逆に食べすぎが生じる。とくに甘い物を大量に食べる。多分にイライラ感からくるもので，「気晴らし食い」の一種として理解できる場合が多い。

9) 性欲低下

　これは説明不要であろう。すべての意欲が低下するうつ病で，性欲のみが無事であるわけがない。もちろん可逆性であり，抑うつ状態の改善に伴って回復するが，その時期は他の症状に比べて最も遅れるようである。

10) 身体の不調

　これは内科医にとって重要なポイントであろう。また実際，うつ病の中心的な症状の1つといってもよい。そこで後に別項を設けて身体症状とうつ病の関係を詳しく論じることにして，ここではごく簡単に触れるにとどめる。

　まず，うつ病で身体快調などということは絶対にないと断言できる。疲労感が一番多い症状だが，頭痛，めまい，吐き気，肩こり，しびれ，動悸，息苦しさ，便秘，下痢，あちこちの漠然とした痛みなど，あらゆる身体症状が出現する。それに対して，患者自身は「これは何か重大な病気にかかったに違いない」と考えることが多い。つまり「心気的」である。そこで内科をはじめとした医療機関に受診することが多くなる。ただ，あまり積極的でない人も多い。この場合は「癌だ。もう手遅れだ」と決めつけて，1人で悩んでいるなどというパターンになる。

　病院や医院にかかって検査を受け，異常なしと結論が出たとしても，うつ病者にとって安心ではない。もちろん，心気症（自分は病気だ，と心配するノイローゼ）と違って，いつまでも「まだ病気が隠れてるに違いない」とこだわってドクターショッピングしたりすることは多くはない。むしろ「医者にも分からない病気になった」と考えたり，原因を棚上げにして「とにかく調子が悪い」と苦しみ続ける。この「身体がやられた」という観念は「追い詰められ観」の源泉となり，自殺のきっかけとしても最も多いものの1つである。ここで医者が「精神的なものです」と言ったり，「自律神経失調です」と言ったりしてもあまり救いはない。

　これらの身体症状はもちろん，うつ病が回復すると治るものであり，ふだんの性向としてうつ病者が心気的というわけではない。ただ，身体症状はうつ病のいろいろな症状の中では後まで残るものと言える。

11) 状態の日内変動

　症状の最後に重要なポイントを記す。これまで述べた種々の症状は全体的に日内変動があることである。つまり，1日のうちでも時刻によって調子が変わる傾向がある。多くは朝が悪く，昼過ぎから少しずつ回復してきて，夕方から夜にかけてかなり回復する。朝調子が悪い現象を，うつ病の morning depression と称する。時には逆に夕方が悪く，朝のほうがよいケースもあるが，これは少ない。一般的にノイローゼや性格的な要素の大きいケースは「日間変動」，つまり「日によって調子が違う」のが特徴であり，うつ病はこの「日内変動」，つまり「時刻によって調子が違う」というのが特徴であるとされ，これが両者を鑑別するのにも有用であるとも言われている。この意味ではノイローゼに近い位置づけの気分変調症においては，気分の日内変動ははっきりしないことが多い。

　ただ単極性うつ病においても，この現象は絶対的なものではない。筆者の経験では，日内変動を示すうつ病は6割くらいであるように思えるし，重症度によっても差があるようである（重症例には日内変動は見られない）。

C うつ病の行動上の特徴

　以上に述べたのは，主としてうつ病者の自覚症状である。このほかに診断上重要なものに，うつ病者の行動がある。これももちろん症状としてよいのだが，精神疾患の場合，内面的な（したがって言葉をもって語られる）症状とは別に，周りの人（患者の家族，職場の人，そして主治医を含めての医療スタッフ）が見てどう見えるかも大切なポイントである。これは1つには，ある種の病気では「病識がない」という点から，本人の言うことと周りの見方とのずれに注目するということでもある。またそればかりではなく，本人が気づかない面が行動に現れるということもある。精神疾患を「環境への不適応」と捉えれば，行動をもって最優先の診断指標とする立場もあるくらいである。ただもちろん，行動の評価や周囲からの見方などは「客観性」という面で限界があることは注意すべきであるが，これは技術論の問題であろう。

さて，うつ病者の場合はどうであろうか。もちろん，動きが減り，周りから見てもいかにも元気がないことが多い。それも，もともとは活発だった人が，比較的急速に元気をなくしてくるというのが重要なポイントである。「もとから元気がない人」というのは抑うつ状態になっても目立たない，というより，あまりうつ病にかかることはない。このような行動上の「変化」に注目する。

　以上のこととも重複するが，「人に接したがらなくなる」というのもポイントだろう。性格的にもともと人嫌いという人はいるが，うつ病者にはそういうタイプは少ない。うつ病者が人を避けるのは，「対人恐怖」によるものではなく，「人に会うのがおっくう」なためである。会話の中に入らなくなり，すぐに席を立とうとする。話してもいつもと違って「乗り」が悪い。この場合にも，「変化」が大事である。

　ただ注意すべき点がある。うつ病者はとくに初期には非常に無理をして，このような「活気がない」「人を避ける」傾向を隠そうとし，またそれができるということである。とくに短時間ならこれは可能であり，それゆえに診断を誤ることもある。実際，うつ病者は初診時にはニコニコしていることが多く，よく話してくれる。これは医者に対して隠しているというのではなく，「他人に会ったら，元気にふるまう」といううつ病者の習い性によるものである。よく言われることだが，「うつ病は診察室に入った時の顔と，待合室の顔が違う」ことがある。つまり診察室では愛想がよいが，待合室で待っているのをこっそりのぞいて見ると，げんなりした顔をしている。初診時にニコニコしているうつ病をわざわざニコニコうつ病（smiling depression）などと称することがあるが，これは何も特別の病型ではなく，うつ病者の「無理して元気に見せる傾向性」のためなのである。

　このような無理する傾向は，もちろん長続きはしない。少し長く一緒にいるとげんなりした感じになっていくのが分かる。いや，無理した反動でつらさは覆い隠せなくなり，イライラが強くなってくる。それがつらいからこそ，うつ病者は人を避けるのである。

D 診断のポイント

以上のような症状論を踏まえて，診断のポイントを記す。

最初にも述べたように，うつ病の診断はまず，「うつ病と言えるレベルの抑うつ状態があるかどうか」を判断することから始まる（これについては，前項で述べた症状が判断基準となる）。次に，どのくらいの期間続いているか〔あまり短いとうつ病らしくない。DSM-IVの診断基準によれば，2週間以上の持続があった時にうつ病と判定する；表4（☞34ページ）〕，どのくらいの抑うつの変動性があるか（日によってコロコロ調子が変わるようだと，うつ病らしくない），また他の精神病ではないことの判断（明らかな幻覚妄想があるなど，統合失調症であるとなれば，うつ病との重複診断はできない）などを総合して，診断を下す。また診断根拠とはならないが，参考データとして病前の適応レベル（もともとひどく社会適応が悪いようではうつ病らしくない）も考慮する。次に，持続や躁状態の有無などから，病型（サブタイプ）の診断を下す。この過程を図2に示す。

以上の診断を下す際に，内科医からよく質問を受けるのは以下のような点である。

1）抑うつ状態を判定するためのコツ，聞き出し方

うつ病に相当するレベルの抑うつ状態があるかどうかの診断は，すでに前項で述べた症状をチェックすることで下せる。しかし，これは精神科の現場で行うよりも，内科で行うほうが難しい作業であろう。精神科外来においては，「気分の落ち込みで困って来る」にしても，「元気があまりにないので，家族が連れて来る」にしても，いずれにしても受診の動機，つまり主訴は「ゆううつ」である。だから抑うつ状態であるかどうかはストレートに質問しやすい。しかし，内科の場合にはそのようなケースは少なく，身体愁訴があるが身体疾患が見つからない，あるいは身体疾患が実際にあったとしても，抑うつを「掘り出して」見つける，という作業が必要になる。ここに内科診療でのうつ病診断の難しさがある。この作業には2つのステップが必要である。

まず「うつ病かもしれない」という「あたりをつける」という作業，次に

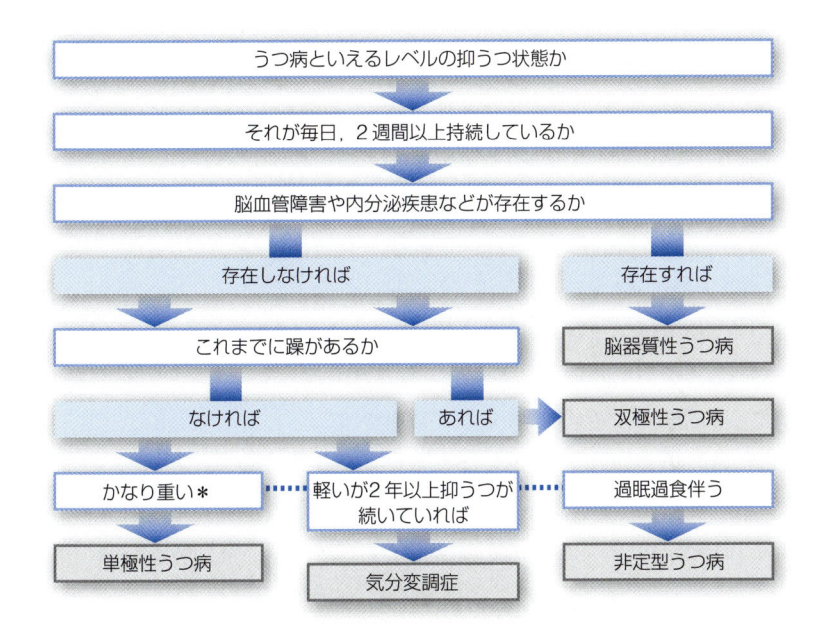

```
┌─────────────────────────────────────┐
│ うつ病といえるレベルの抑うつ状態か │
└─────────────────┬───────────────────┘
                  ▼
┌─────────────────────────────────────┐
│ それが毎日，2週間以上持続しているか │
└─────────────────┬───────────────────┘
                  ▼
┌─────────────────────────────────────┐
│ 脳血管障害や内分泌疾患などが存在するか │
└──────────┬──────────────────┬───────┘
           ▼                  ▼
    ┌───────────┐      ┌───────────┐
    │ 存在しなければ │      │ 存在すれば │
    └─────┬─────┘      └─────┬─────┘
          ▼                  ▼
  ┌─────────────────┐  ┌─────────────┐
  │ これまでに躁があるか │  │ 脳器質性うつ病 │
  └──┬───────────┬──┘  └─────────────┘
     ▼           ▼
 ┌───────┐  ┌───────┐  ┌─────────────┐
 │ なければ │  │ あれば │──│ 双極性うつ病 │
 └───┬───┘  └───────┘  └─────────────┘
     │
  ┌──┴─────────────────────┐
  ▼                        ▼
┌─────────┐  ┌──────────────────┐  ┌───────────┐
│ かなり重い*│  │ 軽いが2年以上抑うつが │  │ 過眠過食伴う │
└────┬────┘  │ 続いていれば      │  └─────┬─────┘
     ▼       └────────┬─────────┘        ▼
┌─────────┐           ▼            ┌───────────┐
│ 単極性うつ病 │     ┌─────────┐      │ 非定型うつ病 │
└─────────┘     │ 気分変調症 │      └───────────┘
                └─────────┘
```

*「かなり重い」というのは，どの程度のことを言うのか？ これはかなり主観的な判断となるが，現在のところ**表4**に示したDSM-IVの大うつ病エピソードに該当するくらい症状が揃っている場合を目安とするのが普通である。

図2 うつ病診断の簡易フローチャート

「うつ病について積極的に探りを入れる」という作業である。

「あたりのつけ方」であるが，不定の身体愁訴が続くが客観的な所見がない場合に，「うつ病という可能性」を思い浮かべることから始まる。とくに「疲労感が続く」時には考える。それに加えて，「いかにも活気がない（声が小さくボソボソしゃべる，動作が鈍い，つらそう，表情が妙に暗いなど）」が伴えば，「うつ病への積極的な探り」に移る。

ただ，ここで2つの点で注意が必要である。まず，先にも述べたように無理してニコニコしていて，一見「とてもうつっぽくない」ケースがある点。これは精神科医をも悩ませる点だが，ある程度時間をとって付き合うことができたり，回を重ねて会えれば，しだいに分かってくることが多い。また家族からの情報が得られれば助けになるし，看護者や受付の事務員などの印象も参考になることがある。

次に「実際に身体疾患があっても，うつ病であることもある」という点がある。この場合，本来の身体疾患とは別の症状が多かったり，客観的な所見に比し症状が強く，しつこく続く場合などにうつ病を考えることになる。

「積極的な探り」であるが，これはまず「眠れるか」「食欲はあるか」という質問から入るのがよい。不眠と食欲不振が強いようなら，さらに一歩，うつ病の可能性が高まる。次にかなり直接的な感情面についての質問に入る。例えば，以下のように聞く。

「最近，仕事（主婦なら家事）はできていますか？」
「この頃自分でも妙に元気がないと思いますか？」
「気力がないですか？」「スランプ状態ですか？」などである。

これらに対しては，うつ病者は案外ちゃんと答えてくれる。うつ病者は病気だという問題意識はないが，別に感情面で感じていることを医者に隠そうとしてはいないからである。その回答によって，うつ病である可能性が高まれば，症状のところで述べたようなポイントを聞いていく。ただもちろん，取り調べ風に逐一聞いていくというのではなく，自然な会話の形をとって聞くようにしたほうが多くの情報が得られる。

2）内科医が躁状態，軽躁状態を判定するためのポイント

サブタイプ診断のところでも述べたが，既往に躁状態のエピソードがあれば，双極性うつ病ということになり，内科医の治療範囲ではなくなる。その点で躁状態を判定することは重要である。もちろん，過去に躁状態で入院したことがあったり，社会的に問題を起こしていたりすれば，診断は容易であろう。しかし，必ずしもそのようなケースばかりではない。また本人にとって，躁状態は快適で絶好調な状態と受け止められている場合も多く，それが病的だという自覚に乏しいことがある。また，「躁」という専門用語は必ずしも一般社会に正確に浸透してはいない。したがって，「これまで躁状態になったことがありますか？」というストレートな質問は有効でないことがある。また「気分に波はありますか？」という質問を用いることも多いかと思うが，これは情緒不安定と混同されることがあり，神経症的な過敏さや不安傾向についての質問と受け止められてしまうので，あまり推奨できない。

ここはできるだけ具体的な表現を使って聞いてみるのがよいだろう。最近は、「ハイになっちゃうこと、ありますか？」という質問が手がかりとしてよいと感じることがある。「ハイになる」との返答が得られると、具体的にどんな様子なのかを聞く。「すごく気が大きくなって、買い物しすぎたり、ものすごく張り切って、会社でも次々提案したり……とか、そんな状態だったんですか？」と呼び水的な質問もよい。また「気が大きくなって、喧嘩したり、トラブルになったりとか、ありますか？」という質問を加えてもよい。

　軽躁状態を聞くことはさらにコツが要る。これは周囲から見ても迷惑をかけるというレベルではないし、本人も困った状態とはまったく自覚していない。ポイントは生活史を聞く中で、非常に張り切ったり、テンションが高くなる時期の有無に注目することであろう。家族や知人がそれに気づいていることもあり、情報として重要である。

3) 何か心理テストでも使って診断を下せないのか

　ここまできて、何かのテストでもやってもらってうつ病の診断が下せないのか、と思われた方もいるかもしれない。筆者は個人的には「心理テスト」というのはあまり診療に利用しないことにしている。一見、客観性があるように見えて多くのバイアスが生じるからでもあるが、患者と話したほうが自然だし、人間的な交流ができるという好みの問題でもある。しかし、「あたりをつける」という内科臨床でのスクリーニング目的なら、テストも役に立つように思う。「うつ病を診断する」自己回答式の心理テストとして確立したものはないが、抑うつ状態の程度の判定なら、心理テストは便利でもある。SDSやCES-D、BDIなどの抑うつ評価尺度が開発されており、それぞれ心理テスト業者から発売されているので、そういうものを利用してもよい。うつ病の可能性があると考えたケースにこれらをやってもらい、見当をつけるのも1つの方法であろう。

4) もっとまとまったマニュアル的な診断基準はないのか

　内科的な発想として、「文学的ともいえる漠然とした話ではなく、もっと歯切れのよい診断マニュアルによって確固とした診断はできないのか」という

表4 DSM-IVによる大うつ病エピソード（うつ病といえるレベルの抑うつ状態）と躁病エピソードの診断基準

大うつ病エピソード（Major Depressive Episode）
A. 以下の症状のうち5つ（またはそれ以上）が同じ2週間の間に存在し，病前の機能からの変化を起こしている；これらの症状のうち少なくとも1つは，（1）抑うつ気分または（2）興味または喜びの喪失である。
注：明らかに，一般身体疾患，または気分に一致しない妄想または幻覚による症状は含まない。
(1) その人自身の言明（例えば，悲しみまたは，空虚感を感じる）か，他者の観察（例えば，涙を流しているように見える）によって示される，ほとんど1日中，ほとんど毎日の抑うつ気分
注：小児や青年ではイライラした気分もありうる。
(2) ほとんど1日中，ほとんど毎日の，すべて，またはほとんどすべての活動における興味，喜びの著しい減退（その人の言明，または他者の観察によって示される）
(3) 食事療法をしていないのに，著しい体重減少，あるいは体重増加（例えば，1ヵ月で体重の5％以上の変化），またはほとんど毎日の，食欲の減退または増加
注：小児の場合，期待される体重増加が見られないことも考慮せよ。
(4) ほとんど毎日の不眠または睡眠過多
(5) ほとんど毎日の精神運動性の焦燥または制止（他者によって観察可能で，ただ単に落ち着きがないとか，のろくなったという主観的感覚ではないもの）
(6) ほとんど毎日の易疲労性，または気力の減退
(7) ほとんど毎日の無価値感，または過剰であるか不適切な罪責感（妄想的であることもある，単に自分をとがめたり，病気になったことに対する罪の意識ではない）
(8) 思考力や集中力の減退，または，決断困難がほとんど毎日認められる（その人自身の言明による，または他者によって観察される）。
(9) 死についての反復思考（死の恐怖だけではない），特別な計画はないが反復的な自殺念慮，自殺企図，または自殺するためのはっきりとした計画
B. 症状は混合性エピソードの基準を満たさない。
C. 症状は臨床的に著しい苦痛，または社会的，職業的，または他の重要な領域における機能の障害を引き起こしている。
D. 症状は，物質（例：乱用薬物，投薬）の直接的な生理学的作用，または一般身体疾患（例：甲状腺機能低下症）によるものではない。
E. 症状は死別反応ではうまく説明されない。すなわち，愛する者を失った後，症状が2ヵ月を超えて続くか，または，著明な機能不全，無価値感への病的なとらわれ，自殺念慮，精神病性の症状，精神運動制止があることで特徴づけられる。

声もよく聞く。どうしてもそうしたいということであれば，米国精神医学会のDSM-IVの診断基準がぴったりである。**表4**にDSM-IVの大うつ病エピソードと躁病エピソードの基準を，**表5**に大うつ病性障害と双極I型障害の

表4 DSM-IVによる大うつ病エピソード（うつ病といえるレベルの抑うつ状態）と躁病エピソードの診断基準（つづき）

躁病エピソード（Manic Episode）
A. 気分が異常かつ持続的に高揚し，開放的または易怒的な，いつもとは異なった期間が，少なくとも1週間持続する（入院治療が必要な場合はいかなる期間でもよい）。
B. 気分の障害の期間中，以下の症状のうち3つ（またはそれ以上）が持続しており（気分が単に易怒的な場合は4つ），はっきりと認められる程度に存在している。
 (1) 自尊心の肥大，または誇大
 (2) 睡眠欲求の減少（例えば，3時間眠っただけでよく休めたと感じる）
 (3) 普段よりも多弁であるか，喋り続けようとする心迫
 (4) 観念奔逸，またはいくつもの考えが競い合っているという主観的な体験
 (5) 注意散漫（すなわち，注意があまりにも容易に，重要でない関係のない外的刺激に転導される）
 (6) 目標志向性の活動（社会的，職場または学校内，性的のいずれか）の増加，または精神運動性の焦燥
 (7) まずい結果になる可能性が高い快楽的活動に熱中すること（例えば，制御のきかない買い漁り，性的無分別，馬鹿げた商売への投資などに専念すること）
C. 症状は混合性エピソードの基準を満たさない。
D. 気分の障害は，職業的機能や日常の社会活動または他者との人間関係に著しい障害を起こすほど，または自己または他者を傷つけるのを防ぐため入院が必要であるほど重篤であるか，または精神病性の特徴が存在する。
E. 症状は物質（例：乱用薬物，投薬，あるいは他の治療）の直接的な生理学的作用や一般身体疾患（例：甲状腺機能亢進症）によるものではない。
注：身体的な抗うつ治療（例：投薬，電気けいれん療法，光療法）によって明らかに引き起こされた躁病様のエピソードは，双極I型障害の診断に数え上げるべきではない。

〔American Psychiatric Association（髙橋三郎・他訳）：DSM-IV-TR 精神疾患の分類と診断の手引. 新訂版, pp137-140, 医学書院, 2003 より（一部省略・改変）〕

基準，表6に気分変調性障害，表7に非定型うつ病の基準を記す。また，患者自身が評価できる尺度として，図3に筆者がDSM-IVに基づいて作成したテストを記す。

E 内科臨床とうつ病をめぐる諸点

　繰り返し述べているように，うつ病者の多くはまず内科を中心としたプライマリケア医のもとを受診する。また入院中の内科疾患にもうつ病が併発することが非常に多い。これら内科臨床におけるうつ病の診断についても，上

表5 DSM-IVによる大うつ病性障害と双極I型障害の基準

大うつ病性障害（Major Depressive Disorder）
A. 大うつ病エピソードの存在
B. 大うつ病エピソードは失調感情障害ではうまく説明されず，統合失調症，統合失調症様障害，妄想性障害，または特定不能の精神病性障害には重なっていない。

双極I型障害（最も新しいエピソードがうつ病）（Bipolar I Disorder）
A. 現在（または最も最近は）大うつ病エピソードにある。
B. 以前に少なくとも1回，躁病エピソードが存在した。
C. 基準AとBの気分のエピソードが失調感情障害ではうまく説明されないし，統合失調症，統合失調症様障害，妄想性障害，または特定不能の精神病性障害に重畳していない。

〔American Psychiatric Association（髙橋三郎・他訳）：DSM-IV-TR 精神疾患の分類と診断の手引．新訂版，医学書院，p141, 150, 2003 より（一部省略，改変）〕

に述べてきた方法が有用と信じるが，ここではそれを裏打ちする意味で，内科の現場ならではのうつ病をめぐる諸点について整理してみたい。

1）仮面うつ病の概念

仮面うつ病（masked depression）という概念は，今から50年近くも前にKralにより提唱されたもので，とくにわが国の心身医学界でいまだに広く使われている。その意味するところは，「本当はうつ病なのだが，身体症状ばかり目立っていて，うつ病のように見えないタイプ」ということであろう。（maskedというのは，「（身体症状に）覆われた」という意味の形容詞であり，そこに「仮面」というニュアンスは本来はない。その点，これは誤訳なのか，文学的な訳なのか，意見は分かれるが，ともかくもこのやや刺激的な用語によって，その概念が現場に定着したことは確かである。）

では「仮面うつ病」という特別の臨床単位があるのだろうか。すでに述べたように，そもそもうつ病はとくに内科に受診した時には気分・感情の症状を自ら訴えることは少なく，身体症状のみを述べる。その点，その気になって診断しないかぎり，うつ病はすべて「仮面うつ病」なのである。言い換えれば，仮面うつ病は診断する側の技量ということにも関わってくる。とすると，「仮面うつ病の診断の基準」などというものはないのであり，仮面うつ病を診断するコツは「うつ病のことを頭において診療する」としか言いようが

表 6 DSM-IV による気分変調性障害の基準

気分変調性障害（Dysthymic Disorder）
A. 抑うつ気分がほとんど 1 日中存在し，それのない日よりもある日のほうが多く，その人自身の言明または他者の観察によって示され，少なくとも 2 年間続いている。
注：小児や青年では，気分はイライラ感であることもあり，また期間は少なくとも 1 年間はなければならない。
B. 抑うつの間，以下のうち 2 つ（またはそれ以上）が存在すること：
(1) 食欲減退，または過食
(2) 不眠，または過眠
(3) 気力の低下，または疲労
(4) 自尊心の低下
(5) 集中力低下，または決断困難
(6) 絶望感
C. この障害の 2 年の期間中（小児や青年については 1 年間），一度に 2 カ月を超える期間，基準 A および B の症状がなかったことはない。
D. この障害の最初の 2 年間は（小児や青年については 1 年間），大うつ病エピソードが存在したことがない；すなわち，障害は慢性の大うつ病性障害または大うつ病性障害，部分寛解，ではうまく説明されない。
注：気分変調性障害が発現する前に完全寛解しているならば（2 カ月間，著明な徴候や症状がない），以前に大うつ病エピソードがあってもよい。さらに，気分変調性障害の最初の 2 年間（小児や青年については 1 年間）の後，大うつ病性障害のエピソードが重畳していることもあり，この場合，大うつ病エピソードの基準を満たしていれば，両方の診断が与えられる。
E. 躁病エピソード，混合性エピソード，あるいは軽躁病エピソードがあったことはなく，また，気分循環性障害の基準を満たしたこともない。
F. 障害は，統合失調症や妄想性障害のような慢性の精神病性障害の経過中にのみ起こるものではない。
G. 症状は物質（例えば，乱用薬物，投薬）の直接的な生理学的作用や，一般身体疾患（例えば，甲状腺機能低下症）によるものではない。
H. 症状は臨床的に著しい苦痛，または社会的，職業的，または他の重要な領域における機能の障害を引き起こしている。

〔American Psychiatric Association（髙橋三郎・他訳）：DSM-IV-TR 精神疾患の分類と診断の手引. 新訂版, p144–146, 医学書院, 2003 より（一部省略・改変）〕

ない。

　仮面うつ病の概念は功罪相半ばするというところであろうか。まず功の部分は，一般医に「うつ病は身体症状が前景に立つことがある」「身体的に異常がないのに愁訴が続くケースではうつ病のことも考えるべきだ」ということを啓蒙した意義が大きい。逆に罪の部分はこれと正反対に，「はっきりしない

表 7　DSM-IV による非定型うつ病の基準

大うつ病性障害，または双極Ⅰ型または双極Ⅱ型障害で，気分エピソードの最も新しい病型が現在の大うつ病エピソードである場合に，現在の大うつ病エピソードの最近 2 週間にこれらの特徴が優勢であるとき，または気分変調性障害の最近の 2 年間にこれらの特徴が優勢な場合に適用することができる。現在，大うつ病エピソードにない場合は，いずれの 2 週間でもこの特徴が優勢な場合には適用される。

A. 気分の反応性（すなわち，現実のまたは可能性のある楽しい出来事に反応して気分が明るくなる）
B. 次の特徴のうち 2 つ（またはそれ以上）：
　（1）著明な体重増加または食欲の増加
　（2）過眠
　（3）鉛様の麻痺（すなわち，手や足の重い，鉛のような感覚）
　（4）長期間にわたる，対人関係の拒絶に敏感であるという様式（気分障害のエピソードの間だけに限定されるものではない）で，著しい社会的または職業的障害を引き起こしている。
C. 同一エピソードの間にメランコリー型の特徴を伴うもの，または緊張病性の特徴を伴うものの基準を満たさない。

〔American Psychiatric Association（髙橋三郎・他訳）：DSM-IV-TR 精神疾患の分類と診断の手引．新訂版，p166-167, 医学書院，2003 より（一部省略）〕

身体愁訴が続けば，とにかくうつ病の治療をしてみる」という「診断ぬきの雑な臨床」を生みかねない点である。実際，プライマリケアの現場で，意味もなく抗うつ薬が投与されることが増えているように思えるのは，仮面うつ病の概念の普及と無関係ではあるまい。仮面うつ病はきちんとうつ病を診断した時に，はじめてその意味が出てくると言えよう。

2）うつ病を背景とした心身症

　日本心身医学会の定義によれば，「心身症」とは「身体疾患の中で，その発症や経過に心理社会的な因子が密接に関与し，器質的，ないし機能的障害が認められる病態をいう。ただし，神経症やうつ病など他の精神障害に伴う身体症状は除外する」となっている。この定義は何の気なしに読めば，しごく当たり前のことを言っただけのように思えるが，実は非常に苦労して作られた含蓄の深いものである。しかし，それでもなおかつ問題の多い定義である。まず，うつ病と関係する身体疾患は多いのに，心身症の除外項目にうつ病を

◆うつ病自己診断テスト◆

① 次のうち，最近2週間のあなたに当てはまるものに○をつけてください。
　　（　）ほとんど毎日，1日中ゆううつでしかたない。
　　（　）ほとんど毎日，1日中何をやってもつまらないし，喜びも感じない。
1つでも○がついた場合　→　②に進む
1つも○がつかない場合　→　うつ病ではない。テスト終了。

② 次のうち，いつもと違って最近2週間のあなたに認められるものに○をつけてください（もともとずっと，そのような傾向がある場合には○はつけない）。
　　（　）ほとんど毎日，ひどく食欲がないか，逆に食欲がひどく増加している。
　　（　）ほとんど毎日，眠れないか，逆に眠りすぎてしまう。
　　（　）ほとんど毎日，イライラしてしかたないか，動きがひどく低下している。
　　（　）ほとんど毎日，疲れやすくてしかたない。
　　（　）いつも「自分はどうしようもない人間だ」「悪い人間だ」などと考えてしまう。
　　（　）考えが進まず，集中力や決断力が落ちた状態が続く。
　　（　）死んだほうが楽だ，と考える。
4つ以上に○がついた場合　→　③に進む
（①の質問で2つに○がついていた場合は，3つでも③に進む）
○が3つ以下の場合（①の質問で2つに○がついていた場合は，2つ以下）
　→　うつ病ではない。テスト終了。

③ 以上の症状のために，ひどく苦しんでおり，仕事や家事，学業などができにくくなっている場合　→　うつ病である可能性が高い。テスト終了。
以上の症状があっても，それほど苦しんでおらず，日常の生活にもそれほど支障がない　→　うつ病ではない。テスト終了。

図3　うつ病自己診断テスト
〔野村総一郎：もう「うつ」にはなりたくない―うつ病のファイルを開く．星和書店，1996より〕

入れてあるのは実態と反する。しかしすでに見てきたように，多くの身体症状を示すのがうつ病の特徴であり，この除外項目を入れないと「うつ病はすべて心身症である」ということになって，定義の意味がなくなる。といってこの心身症を「器質的障害」にのみ限定すれば，うつ病や神経症を除外する必要がなくなるものの，例えば機能性胃症（functional dyspepsia; FD）とか過敏性腸症候群，胆道ジスキネジーのような「器質的所見はないが，身体

症状がかなり強い」病態を心身症からはずすことになりかねない。

　このようにまじめに考えると心身症の定義というのは難しいのであるが，簡単に言えば「心がつくった身体の病気」ということで，なんとなく納得できることも確かである。ここでは，心身症をこのように緩やかに考えることにして，うつ病との関係を見ることにする。

　まず，すでに出た消化器系の心身症から見る。消化器というのは，自律神経支配が濃厚で，精神的影響を最も受けやすい臓器であり，心身症と呼べる疾患のうち最も多いのがこの系統である。

　そのなかでも一般的なのが機能性胃症（FD）であるが，これは内科医ならご存じのとおり，一般内科の外来で最も多い症候の1つと言われている。つまり，上部消化管の不定愁訴が続くが，器質的所見のないものである。FDの非常に多く（一説には60％近く）にうつ病が合併しているとの報告が見られるし，逆にうつ病患者でFDと呼んでもよいのではないかと思えるケースも精神科外来で診ていて非常に多い。したがって，FDと診断しただけで，まずうつ病ではないかと疑ってみるという考えもあるかもしれない。もちろん決めつけはよくないし，前項の仮面うつ病で述べたように，「とりあえず抗うつ薬を出しておこう」という見切り発車的な処方も好ましくないが，診療の中でうつ病も意識しておくのは無駄ではない。

　次に過敏性腸症候群（IBS）。便秘と下痢を繰り返す病態で，心理的な要因が大きいことが容易に見てとれる，その意味で典型的な心身症と言ってもよいものである。ただ，これは神経質で文字どおり過敏な性格などが絡んでおり，慢性的に持続するケースが大半（つまり神経症との親和性が高い）で，うつ病者には比較的少ない（と言ってもIBSの30％くらいがうつ病という報告もあるが）。うつ病の場合，むしろ一方的に便秘に傾くことが多いようである。

　明らかな器質的病変を認める胃・十二指腸潰瘍は，ストレス潰瘍として知られるように，典型的な心身症でもある。このうちかなりの割合にうつ病が合併しているとの報告は多い。とくに難治性のものにうつ病の合併が多いともいう。またうつ病の病前性格の几帳面さ，無理して我慢する傾向などは消化性潰瘍を起こしやすい性格とも重複する面がある点も，両者の近い関係を示唆している。

呼吸器系の心身症としては気管支喘息が有名であるが，喘息に抑うつが多いという報告は多いものの，それらの多くは身体症状の苦しさ，難治性である場合の心理的ストレス，あるいは治療薬としてのステロイドの影響などからくる二次的なもののように思える。うつ病と喘息の合併が多いとの報告は見られないし，筆者自身も真のうつ病を基盤にした喘息を経験したことはない。

　むしろ呼吸器系の病気で心身症的な面が大きく，うつ病との関係が深いのは「風邪」である。風邪（感冒症候群）はウイルス感染症であって，心身症であるわけはないと思われる方もあるかもしれないが，これが案外に精神的な要素が大きいのである。つまりストレスにより心理的にまいった時に免疫力が低下し，ウイルスの侵略を受けやすくなり風邪にかかると考えられる。昔から「風邪は気の緩みから」とも言われるし，経験的にもストレスを受けると風邪にかかりやすいことは誰しも感じているはずである。精神的な面の中でも抑うつとの関連が高い。実際，風邪をきっかけとしたうつ病の報告は昔からあるし，うつ病の患者が風邪をひきやすいことは筆者の外来での経験からも強く感じるところである。両者の関係が案外深いことは知っておいてもよい。

　厳密な意味では心身症とすることはできないが，風邪と関連して慢性疲労症候群についても少し触れる（**表8**には厚生省の慢性疲労症候群診断基準を挙げておく）。これは「耐えがたいほどの疲労感が長く続く症候群」で，ある種のウイルス疾患と考えられているが，ほとんどのケースがうつ病と区別が困難なほど抑うつ的であり，実際のところうつ病との併発率は30％あまりにも上る。治療としても現時点では抗うつ薬が最もよく効く薬物である[*2]。

　2型糖尿病にも心理的な要素が絡み，広い意味での心身症として捉えたほうがよいという考え方もある。そして，糖尿病者がうつ病になる割合は一般人口の2倍以上に上るとも言われている。これはなぜか？　1つは，うつ病では間脳・下垂体・副腎皮質系が亢進しており，血中コルチゾールが高いので，その結果糖尿病になりやすいこと。また心理学的に言えば，糖尿病は食事制

[*2] 慢性疲労症候群とうつ病の併発，また両者の関係についての議論は，松井徳造，切池信夫・他：慢性疲労症候群患者における精神障害のcomorbidityについて．精神医学 49:591–597, 2007 が引用文献を含めて参考になる。

表8 厚生省の慢性疲労症候群診断基準（一部改変）

A. 大クライテリア
1. 生活が著しく損なわれるような強い疲労を主症状として，少なくとも6カ月以上の期間持続ないし再発を繰り返す（50％以上の期間認められること）。
2. 病歴，身体所見，検査所見により，身体的病気，精神的病気が除外されていること。ただし，精神疾患については慢性疲労症候群に先行して発症したケースを除外するが，同時，または後に発症した場合は除外しない。うつ病については双極性はただちに除外するが，単極性は精神病性であることが明らかになった時点で除外する。

B. 小クライテリア
I. 症状クライテリア
　以下の症状が6カ月以上にわたり持続または繰り返し生じること。
1. 微熱ないし悪寒
2. のどが痛む
3. 頸部あるいはわきの下のリンパ節の腫れ
4. 原因不明の筋力低下
5. 筋肉痛ないし不快感
6. 軽く動いたあとに24時間以上続く全身倦怠感
7. 頭痛
8. 腫れや発赤を伴わない移動性関節痛
9. 精神神経症状（いずれか1つ以上）：眩しい，一過性暗点，健忘，興奮，昏迷，思考力低下，集中力低下，うつ状態
10. 睡眠異常（眠りすぎ，不眠）
11. 主な症状が数時間から数日の間に出現する。

II. 身体所見クライテリア
　少なくとも1カ月以上の間をおいて2回以上
1. 微熱
2. 非浸出性咽頭炎
3. リンパ節の腫大（頸部，わきの下）

〈診断〉
①Aの2項目＋BIの6項目＋BIIの2項目以上
あるいは
②Aの2項目＋BIの8項目
のいずれかを満たすと慢性疲労症候群と診断する。
☆Aの2項目を満たすが，B項で満たさない場合，疑いありとする。

限，運動の実行などを強いられ続けることから，常にプレッシャーを感じる状況にあり，とくにそれを実行できなかった時に罪の意識を感じやすい。これもうつ病の罹患率が高い理由であるかもしれない。

その他，高血圧，狭心症，円形脱毛症，アトピー性皮膚炎などが心身症と

して位置づけられているが，これらとうつ病との関係はもうひとつはっきりしない（つまり，あまり強い関係がないということでもあろう）。

以上概観すると，心身症の中では消化器系の心身症とうつ病との関係が最も深いように思われる。

この項の最後に，いわゆる自律神経失調症とうつ病との関係に簡単に触れておく。

「自律神経失調症」は心身症ではないし，それどころか「病名」としても認めがたいものであるが，プライマリケアの現場ではよく耳にするし，一般の人もあたかも1つの病気であるかのごとく誤解してこの名前を用いることがあるので，臨床の場では無視できない存在と思われるからである。

結論から先に言えば，この概念を用いることは好ましくないと考える。

「自律神経失調症」とは「自律神経性の不定愁訴があるが，器質的な異常のないもの」と定義されているようである。ただ，この場合に「自律神経性の不定愁訴」というのが何であるか，はっきりしない。いや，愁訴そのものははっきりしていて，「頭痛，倦怠，めまい，しびれ，動悸」などであるが，これらの多くは一般には「自律神経障害」のために出ている症状ではない。それに「自律神経失調」と明確に病態生理を断言した病名を使うからには，検査などではっきりその病態が裏づけられているべきである。しかし，実際にはそのような検査で明確な異常が整然と見出されるわけではないし，第一この病名をつけられる時に自律神経機能検査などが行われることはほとんどない。以上のことから，医学的病名としてはレベルの低いものとしか言いようがないし，誤解されやすいものである。これを単に「不定愁訴症候群」というのなら非常によく分かるし，明快であるが……（ただ，そのように名づけることに意味があるかどうかという問題がある）。

このような低レベルの病名をつけることの問題は，「名前をつけて分かったように安心して，何もしなくなる」「治療論が出てこない」「ほかの治療可能な病気を見逃す恐れがある」などであろう。第一，他でこの病名をつけられてきた患者に歯切れのよい説明ができず困る。適当に煙に巻く目的でこの病名がつけられていたとしたら，論外である。

そして，自律神経失調症とつけられた結果見逃される病気のうち，最も深刻

な結果を生むのがうつ病であろう。うつ病の身体愁訴は多彩で，しかも器質的な背景が見出されないことが多いとすれば，いわゆる自律神経失調とつけられる可能性が高い。もしこの概念がなければ，うつ病を考える可能性がその分高まると思われるが，うつ病であるのにその治療をしないとすれば，自殺を含めて深刻な結果を招きかねない。以上のことから，この概念は臨床現場からなくなったほうがよいというのが筆者の考えである。

3）内科疾患に併発したうつ病

　ここでは前項の心身症と正反対の構造をもったうつ病について述べる。つまり，前項では「うつ病から身体の病気になったケース」を扱ったのだが，ここでは逆に「身体の病気からうつ病になったケース」を扱う。この大半が**表3**（☞19ページ）で示した「脳器質性・症候性うつ病」に該当するものである。これは症状精神病（身体疾患の結果，軽い意識の障害や内分泌異常をきたし，精神症状が出ているもの），心因反応（重い身体疾患の心理的ストレス反応）の両面を含む（この両者は重なり合って出現するので，どこからどちらだということは言いにくいことが多い）。いずれにしろ，この大半は内科病棟の入院患者において見られるケースである。

　実は身体疾患に続発してうつ病となるケースは非常に多い。しかし，それがきちんと診断されることは少ないと言われている。宮岡によれば，その理由は2つあり，まずうつ病の身体愁訴が種々の身体疾患と類似しているため，身体疾患に起因すると見なされやすい点，また身体疾患に罹患しているのだから多少気分が落ち込むのは当然で，病的と見なす必要はないと判断されがちなためであるという。確かに，身体を病み，まして入院でもすれば，抑うつに傾くのは当然のことであるが，それが極端になって，あるいはそれを誘因としてうつ病が発生することもまれではないことを知っておく必要があると言えよう。

　具体的に入院病棟でうつ病を診断するためには，以下のような点に注意する。
①やはり見た目がひどく暗い
　やや重い身体の病気になって入院しているわけであるから明るいわけはないが，極度に表情が乏しかったり口数が少ない，などはうつ病が併発して

いる可能性を考える。

②話の内容が極度に悲観的，態度が投げやり

　うつ病にかかればあまり話さなくなるものだが，口を開けば悲観的な内容が目立つ。「もうどうせ死ぬのだから」「この先，もう退院できない」「罰を受けている」などの言辞はうつ病的である。また，主治医，看護師，家族が「そんなことはない」と説得してもまったく聞く耳をもたない頑固さが目立つのも，うつ病に特有と言ってもよい。

③イライラして落ち着きがない

　うつ病では焦燥感が強くなることがある。病棟の中をうろうろ歩き回ったり，わけもなくそわそわする，あるいは動悸，呼吸困難などのはっきりしたパニック発作を起こすこともある。また看護師の言葉じりを捉えて，突っかかったりする。これらの現象はいかにも苦しそうなので，誰にも分かりやすいはずだが，うつ病のことが頭にないと，「性格が悪い」とか「わがまま」などと誤解されることがある。

④全然眠らない，食べない

　入院すれば眠れなかったり，食事もおいしく食べるというわけにいかないのは当然だが，その程度があまりひどいとやはり，うつ病の可能性も考える。

　では実際に，内科などの一般病棟の入院患者でどのくらいの割合でうつ病が見られるのであろうか。実はこれには多くの調査研究がある。疾患により，また急性期か慢性期かによっても違ってくるのだが，わが国での調査によれば，総合病院に入院中の患者の21.5％にうつ病（DSM-IVで大うつ病エピソードに該当するレベルのもの）が見られたという。疾患別で言えば，やはり症状精神病をきたしやすい内分泌障害（とくに甲状腺機能低下，副腎皮質機能障害に目立つ），膠原病，パーキンソン病，重症感染症の後，腎透析などに多いが，脳の器質的損傷による脳梗塞や脳腫瘍でもしばしばうつ病が併発する。また，心理的な反応を起こしやすい重篤な身体疾患，とくに癌にもうつ病は併発しやすい。筆者はまだ経験したことはないが，今後問題が多くなることも予想されるエイズの場合にも，心理反応と症状精神病，器質精神病と種々の要素が重なり，うつ病が合併する可能性を考えておかねばなるまい。

4）警告うつ病

　警告うつ病という言葉を聞いたことがある内科医もおられるかと思う。これは「癌を警告するうつ病」、つまり「癌が発見される前に、まずうつ病が出てくる」現象と受け止められている。とくに膵臓癌はかなり進行しないと症状が出てこないこともあって、うつ病症状で始まることが多いとされ、警告うつ病は膵臓癌と一体化して語られることも多い。しかし正確には、この警告うつ病というのは「重症な身体疾患の発見に先立って、数週から数カ月の間にうつ病が先駆する」という意味でドイツのLauterにより提唱された概念で、必ずしも癌だけのことを言ったものではない。

　この警告うつ病の臨床的意義は、「うつ病の診断が癌の早期発見に役立つ」可能性に尽きるであろう。それには、警告うつ病に特有の病像があるのか、どのような場合にうつ病から癌を疑えばよいのか、またうつ病のうち、どのくらいの割合で癌が合併しているのか、などに答える必要がある。警告うつ病については青木の詳しい総説があるが、その中から以上の点への解答を筆者なりに整理してみると、

① うつ病と思ったら、癌が隠れていたとする症例報告は非常に多いが、大規模な疫学的研究によってはうつ病にとくに癌が多く発生するという事実は証明されていない。

② 膵臓癌の精神面を調べた研究では、やはりうつ病の合併が多く発見されている（多くの文献を総括すれば、一般に癌に合併するうつ病の有病率は10〜20％であるが、膵臓癌にかぎり50％という）。

③ 癌に先行するうつ病の病像の特徴としては、うつ病の既往歴がなく、誘因なく発病し、しだいに悪化する、抑うつ症状はあるが、日内変動はなく、妄想の形成、無価値感、罪業、自責感が軽く、焦燥感がない、体重が大幅に減少する、などが指摘されている。しかし、これらの特徴は、一般のうつ病と比べて際立つものとは言いがたい。

　以上をまとめれば、警告うつ病の概念は（その発生のメカニズムという学問的な面は興味深いが）臨床的な有用性を強調するほどのものではないように思われる。膵臓癌にうつ病の合併が多いことは確かだが、うつ病が先行す

るとは限らない。ただ，少数ではあっても，このようなケースがあるのは確かであるし，臨床家として一応知っておく必要はあろう。

5) アルコール依存症とうつ病

うつ病者がアルコール依存症になりやすいこと，またアルコール依存症の中にうつ病が多いことは非常に多く報告されているが，総括すれば両者の合併率は約10％ではないかと思われる。どちらが原因で，どちらが結果であるかにより，2つのタイプがある。うつ病者は抑うつ気分を紛らわせる目的でアルコールに逃げる場合があり，この場合うつ病が原因である。またアルコールは基本的に抑制的な薬物であり，乱用すれば抑うつに傾きがちとなる。その結果，慢性的なうつ病に陥る場合があり，これはうつ病は結果ということになる。ともあれ，内科医としても大酒家の中にうつ病が多いことは知っておいてよく，生活指導の参考ともすべきであろう。

6) 薬物によるうつ病

内科疾患の治療目的で投与した薬物で，うつ病が誘発されることがある。この場合，分類的には表3 (☞ 19ページ) で示した「脳器質性・症候性うつ病」に該当する。うつ病までいかなくても，薬により抑うつ的になることは案外多い。このことを知っておけば，患者が抑うつ的になれば速やかに他剤に変更できるし，もともとうつ病の既往や素因のある患者には，そのような薬物を最初から処方せずにすむ。つまり，これは内科臨床に必須の知識と言えよう。

降圧薬は最も注意すべき薬物であろう。今はほとんど用いられることはなくなったが，レセルピンは投与した者の15％くらいにうつ病が発生すると言われている。またβ遮断薬やαメチルドーパ，クロニジンによってもうつ病が誘発されうる。一般にこれらのモノアミンを直接的に抑制させることによって血圧を下げる薬物では，うつ病を誘発させる危険性がある（このことが，第VIII章で述べるうつ病のモノアミン仮説の基になっている）。これに対して，カルシウム遮断薬やACE阻害薬は，うつ病は比較的誘発しにくい（これらについても抑うつを引き起こしたとの報告はあるが，相対的に少ない）とされている。最近は抗ヒスタミン薬の中でも，H_2遮断薬により，うつ病が

生じることが指摘されている。それほど率は高くはないようであるが，日常的に投与され，市販薬としても出回るようになっただけに，注意が必要である。発生メカニズムとしては，脳内ヒスタミン受容体と感情との関係が考えられる。

　インターフェロンによるうつ病の誘発もトピックとなっている。多くの報告を総括すれば，インターフェロン投与例の10～50％とかなりの高頻度に抑うつ状態が生じると思われる。もちろんすべてがうつ病と診断されるレベルではなく，一過性であったり，ごく軽度の場合も多いようであるが，自殺に至るなど重症の抑うつになだれ込む例も決してまれではない。したがって，インターフェロンを投与する場合には，うつ病のことは常に意識しておくべき点であろう。インターフェロンでなぜうつ病が誘発されるのかは，うつ病の病態生理を考えるうえでも興味深い（インターフェロンのようなサイトカインは脳内の神経伝達に関わっており，モノアミンにも影響を及ぼすことなどが絡んでいると思われる）が，学問的なことはともかく，実際上のデータとそれに基づく対策を知っておく必要がある。

　インターフェロンによる抑うつは投与開始1～9週で生じることが多いようであり，不眠の先行が大半に見られ，続いて意欲の低下，ひどく悲観的な考え，投げやりな態度などの出現に注目する。また少数ではあるが，ひどい焦燥状態に陥る場合もある。このような場合には，うつ病の発症を考慮に入れて診察をする。自殺念慮を含め重症化の兆しがあれば，インターフェロンの中止をまず考えるべきである。内科的な立場からインターフェロンを中止できない場合には，例えばインターフェロンαからβへと変更するなど，異なるタイプを使用することも考えられるが，これは必ずしも成功しないようである。抗うつ薬の併用も考えられ，これには一定の効果があるものの，抑うつの程度がひどい時はやはりインターフェロンの中止が基本であろう。インターフェロンを中止すれば大半のケースでは1カ月以内に抑うつは消失するが，時にまったく改善しないこともあり，この場合にはうつ病が誘発されたと理解される。インターフェロンによる抑うつには原病に対する不安が大きく関与しているとも言われ，その点では薬物療法以前に心理面への対応が重要であろう（**表9**には，大坪らがまとめたインターフェロンによる精神症

表9 インターフェロンによる精神症状（大半は抑うつ）出現の危険因子

1) 高投与量（1日量）
2) 高齢者
3) 重症身体疾患
4) 精神疾患の既往
5) 病前の不眠傾向
6) うつ病親和性性格傾向
7) 病気に対する不安が強い
8) HIV感染者
9) 脳内器質病変の存在
10) 悪性腫瘍＞慢性肺炎

〔大坪天平, 上島国利：内科治療薬による精神症状. Modern Physician 16:1213–1216, 1996より〕

表10 うつ病を引き起こす可能性のある薬物

- 降圧薬： レセルピン, αメチルドーパ, クロニジン, プロプラノロールなどβ遮断薬
- 循環器用薬： プロカインアミド
- 抗潰瘍薬
- H_2遮断薬
- 免疫調整薬： インターフェロン
- ホルモン剤： 副腎皮質ステロイドホルモン
- 抗癌剤： イホスファミド, ビンクリスチン
- 鎮痛薬： インドメタシン, アスピリン

状出現の危険因子を挙げた）。

　ステロイドの副作用としての抑うつにも注意する。ステロイドは一般に感情面への影響が大きく，躁状態を引き起こすことが最も多いが，うつ病の誘発もまれなことではない。内科的に安易に中止ができないことが多いのが難しい点であるが，減量の方向づけがポイントとなろう。

　以上の薬物を含め，薬物の中でうつ病を引き起こす可能性のあるものを**表10**にまとめた。

文献

1) 宮岡 等：各診療科でみられる気分障害. 大原健士郎（監）：精神科ハンドブック 2, 気分（感情）障害. 星和書店, 1996
2) 青木孝之・他：総合病院入院患者におけるうつ病の合併率. 総合病院精神医学 9:119–123, 1997
3) 青木孝之：警告うつ病. 脳と精神の医学 6:485–493, 1995
4) 内富庸介・他：がん患者の抑うつと神経精神免疫. 山脇成人（編）：感情障害と神経・免疫・内分泌. 新興医学出版社, pp81–91, 1997

CHAPTER III うつ病者とどう接し，どう治療を始めるか

■ **本章のねらい**

ここまで，うつ病の診断の仕方を述べてきた。それを受けて，本章では治療論に進む。もちろんその前に，「内科医（精神科医以外の一般医）がうつ病を治療するのがはたしてよいのか」という基本的な命題があるが，この点は「初版の序」でも触れたし，第VII章で再度論じることにして，ここでは「ともかくも，うつ病を治療することになった医師（もちろん精神科医も含む）」のために，基本的な治療法，とくに初期治療への導入について述べる。なお治療の中心はやはり薬物であるから，これについては第IV章において別に述べることにする。

1）病気についてどう説明するか

診断がついたとして患者にそれをどう説明するかは，治療方針の説明とも絡んで微妙な問題を含んでいる。「うつ病」という病名については，最近一般マスコミでもたびたび取り上げられ，ずいぶん啓発が進んだことは確かである。しかし，なおもある種の偏見でもって受け止められる面がないとは言えない。これはうつ病を「広義の精神病」として扱ってきたわが国の精神医学に責任の一端がある。学問的にはともかく，一般の人に「うつ病は精神病」という観念をもたせることには何のメリットもないのだから，精神医学界全体としてさらに啓発活動をすべきことであろう。

ともかく現状では，診断が明らかであっても患者にいきなり「あなたはうつ病です」と説明することは得策とは言えない。それどころか，何かの病気である，と言われること自体がショックになることもある。というのは，先にも述べたように，うつ病患者は何か（不眠とか，身体の不調など）に苦しんで内科医のもとを受診してはいるが，必ずしも病気とは考えていない。むしろ病気ではない，と言われるのを密かに期待していることが多い。そこで

病気という宣告をストレートに下されると,新たなストレスを背負い込むことになる。うつ病者は嫌な出来事が一度に押し寄せてきて,それに圧倒される感じを強くもっている。そこにストレス要因をさらに増やすことは,できれば避けたいところである。

　しかしそうかと言って,「うつ病の治療」を始めるためには,当然ながらうつ病について説明しないわけにはいかない。説明せずに密かに抗うつ薬を処方したりすることは,インフォームド・コンセントの考えに反するし,第一それでは治療効果も発揮されにくくなる。また,経過の予測や生活上の注意点なども病気との絡みで説明しないと,正確さを欠くことになる。診断がついた段階で,精神科医に機械的に紹介するという立場ももちろんあろうかと思うが,その場合にもとにかく精神科に行ってもらう理由の説明は必要である。

　以上のことを考えに入れて,筆者は「今のあなたはうつ状態に陥っていて,そのための対策が必要なように思われます」と言うことにしている。「うつ状態」というのは,病気を宣言したわけではないし,「ある種の状態にある」ということである。そして内科外来の場合,「今のあなたの感じておられるいろいろな身体の不調も『うつ』からくるのではないかと思われます」と言ってはどうだろうか。

　筆者の場合,それに加えて,
　「この『うつ』というのは,別にめったにない珍しい状態というのではなく,誰でも経験するようなわりと普通のことなんです」
　「医学的な治療で治せる部分が案外あるんですよ」
　「私もその治療にはいささかの経験があります」
という3つのことを言うようにしている。これはうつ病者は「自分は世界で1人しかないような妙な状態になっている」と密かに苦しんでいる場合があり,しかもそれは誰の力でもどうすることもできないのであり,まして医学ではどうすることもできない（と思うわりには,病院に来るのは矛盾だが,それは本質的な治療ができると思っていないことが多く,単に対症療法を求めてのことが多い),などの観念を抱いているため,それを和らげる意味からの言葉である。

　このあとは,うつ病の治療について説明したうえで,それを粛々と進める

ことになる。

2）治療方針の説明

内科の場合，「これはあるいは専門の精神科の先生の相談を受けたほうがよいかとも思いますが，ここでの治療だけでよくなることもありますので，あなたが希望すればまずここでやってみますか」という意味のことを入れてもよいかと思う。しかしこれはケースバイケースだろう。

そのうえで治療するとなれば，「治療の考え方はわりと単純です」「休養と薬が両方大切です」と2つのことを言う。そして，「この2つのことをきちんと守れば，多くは治るものですが，こじれることも時々あります。まず2～3週間みて，それでまた考えましょう」と告げる。

3）初期治療でやってはいけないこと

ここではまず，治療者としてやってはいけないことを述べる。一番いけないのは，「そんなことでどうする」「もっと頑張らないと」「しっかりしなさい」などの叱咤激励の類である。まして「あなたが頑張らなければ，家族が路頭に迷いますよ」などの「このままでは，他人に迷惑をかける」という意味の言葉は決定的な結果，つまり自殺を引き起こしかねない。なぜこれらの言葉はいけないのか。理由は簡単である。頑張らなければいけないのを誰よりも知っているが，それができなくて苦しんでいるのがうつ病者だからである。さらに，抑うつに苦しむうつ病者に周囲から浴びせられるのも，多くはこの手の言葉ばかりなのである。それでいい加減に苦しめられた末に医者にもそれを言われると，決定的な結果を生みかねない。

もう1つよくやる間違いは，「性格が弱いからこうなるのだろう」と考えて，いきなり患者の性格を分析して，「こういうところがよくない」「性格を直さなければ，病気も治りませんよ」などと，お説教めいて言うことである。それがたとえあたっていたとしても，性格は指摘されて直るものでもないし，ただ追い詰められるだけである（第Ⅵ章の予防法のところで，性格を正す方法について述べるが，これは改善してから後のことになる）。治療の初期段階では，性格のことはまず棚上げにするのを原則とする。

また，患者は「大変なことになっている」「どうしようもないストレスが押し寄せている」と思っていることが多く，それを最初の段階から愚痴ることも少なくない。これをどう扱うかも治療の導入に重要である。安易に患者の言うことをすべて受け入れ，「それは大変なことです。ピンチですね」「追い詰められましたね」と相づちを打つのは危険である。客観的に見て，うつ病患者がひどいストレスに実際にさらされていることはそれほど多くはない（もちろんひどい過労状態になっていることもあるが，うつ病全体からみるとそのようなケースは少ない）し，患者の観念に拍車をかけるようなことはすべきではない。しかし，そうかと言って「何も心配しなくていいんですよ」「そんなことは気にしなくていいです」「大丈夫，大丈夫」などと安易に言うのもよくない。これらの言葉を（とくに患者の話をろくに聞きもせずに）最初から発すると，患者に「この先生は理解力がない」，下手をすると「拒絶された」と思われてしまう。

この場合，最もよいのは，「あなたにとって，それはとても苦しいことなんですね」という言葉であろう。つまり，ここでは患者の考えているピンチが事実であるかどうかは棚上げにして，患者が感じていることを現実として認める態度である。言い換えれば，現実を批判するより情緒的な共感を示すということになる。精神科医の言葉づかいのコツは実はこれであって，このことはうつ病の場合だけでなく，大方の精神療法の基本なのである。

④ 生活面でのアドバイス

生活面へのアドバイスは，患者が医師に最も聞きたいことの1つである。これは「休養を勧める」ということに尽きる。薬の治療も休養と組み合わせて初めて意味が出るとも言われている。つまり，「薬を飲みながら頑張る」では，うつ病の治療にはならないのである。

しかし，このアドバイスはなかなか受け入れてもらえないことが多い。それどころか，患者にある種の波紋を投げかける。医師としては心理的に休めと言っているわけでなく，サラリーマンであれば有給休暇をとる，主婦であればしばらく誰かに家事を代わってもらうなどの文字どおりの休暇を勧めているのだが，患者としては「急に休みなど取れない」「これ以上，迷惑をかけ

られない」などと，休めない理由を並べ立て，「休むなどとんでもない」論を展開するのが常である。

　もちろん，患者が言うこともゆえなしとはしない。休暇を取ることを当然の権利と考えるコンセンサスがまだ日本の社会では十分ではないし，社会構造からいっても突然休むことが難しいことも確かである。また，これが例えば肝臓病であれば，「ドクターストップ」ということで，急に休むことに説得力があるが，うつ病となるとまだ理解されにくいということもある。

　しかし，実はそれらの要素よりも一番大きいのは患者自身の（うつ病からくる）考え方の歪みである。うつ病者はほぼ例外なく「自分がいないと，仕事が完全にストップして，皆に大迷惑をかける」「今休むと将来が台無しになる」と頑固に主張し，妥協しようとしない。これにも一理あることもあるが，筆者の経験からすれば，会社に診断書を出して休んだために「将来が台無しになった」とか「大迷惑をかけた」などという例はほとんど見たことがない。いや，むしろ職場の反応として，「ひどく調子が悪そうで，見ていられなかった。休んでもらって本当によかった」というのが大半である。また患者自身も回復してから「あの時休んでよかった」と述べることが多い。このような事実があるからこそ，休養を自信をもって勧めるのだが，説得は容易ではない。

　そこで休養を取らせる工夫が必要になるのだが，これには定式的な方法はなく，抑うつについて説明し，休養の大切さを理解してもらうという地道な努力しかない。ただ，若干のコツもある。筆者自身がよく使う方法は，「今1つだけ努力してもらうことがあります。休暇を取ることです。これには相当な努力がいるわけで，当面これに力を注いでください」などと説明することである。これはうつ病者の「努力好き」の性格を逆手にとったもので，「頑張って仕事に行く」というつっぱりを「頑張って休む」という方向に変換させるわけである。

　いざ休むとなると，「どう過ごせばよいのか」「何もしないのでは，かえってイライラする」という質問というか，疑問が出てくる。これこそいかにもうつ病者らしい言葉である。つまり，うつ病者は「何もしないことに罪悪を感じる傾向」があり，休んでも「どう休んだらよいか分からない」のである。しかし「休む」というのは，文字どおり休むことであって，「何もしない」の

が基本である．趣味，道楽の類も最初はやらないほうがよい．受け身になって，ゴロゴロしているのが一番である．

したがって，この場合の指示は「何もしなくてよいのだ」ということを医師から公認することである．別に医師が権威筋だというわけではないが，うつ病者は一般に「しかるべき権威」から具体的に指示すれば，安心するところがあるからだ（人の言うことを聞かない頑固さと矛盾するが，公式的な規範に弱い面も併存している）．

その時，とくにサラリーマンからよく聞くのは「昼日中から，家でぶらぶらしていると近所の手前，みっともない」というのがある．これもいかにも他人の評価を気にし，生真面目なうつ病者らしい言葉である．これに対しては，しばらくは閉じこもっていてもよいということを伝える．少しずつ回復してくれば，近くの図書館に行くとか，家を離れるようにすればよい．

別に人生論的なアドバイスをする必要はない（これは精神医学一般に言えることで，精神科医というのは内科医が思っているほど，人生論を語ることはない）のだが，筆者はうつ病者には「流れの中で人生を捉えること」について話すことがある．「人にはよい時，悪い時があるのは当然のことです．今，実際に悪い，また悪いように見えたからといって，これからもそうとはかぎらない」という意味のことを少し話す．これは直接に心に届かないとしても，うつ病者を刺激することはない言葉であろう．

ここで，ありがちな間違ったアドバイスについて触れる．よくあるのは，「旅行でも行きなさい」「温泉にでも行ってきたら」という勧めである．これは初期治療としては最悪のアドバイスといってよかろう．「気晴らしをすれば，ゆううつもふっとぶ」というのは，健康な感覚からの発想である．気晴らしとは，エネルギーを他のところに向けて再調整をするということであり，本来エネルギーのなくなる病気であるうつ病には，無理な注文である．残ったかすかなエネルギーを旅行で使いきって，さらに苦しむ結果となりかねない．また旅行というのは，本来「変化を楽しむ」行為である．うつ病者はこの変化というのが大の苦手であって，抑うつの最中に変化を押しつけるのは，まさに病者に鞭打つ行為と言わねばなるまい．ただ，これはうつ病の初期の話である．回復して，エネルギーが上向いてきた段階では，無理のない小旅行

はプラスになる場合もある。

　また「この際, 何か趣味でも見つけたら」などというアドバイスも感心しない。これには「うつ病者は仕事一筋で, 趣味がないに違いない」「それがうつ病になるもとなのだから, 趣味でも身につけさせよう」という考えが基盤にあると思われる。この考えは大きな誤りである。むしろ, うつ病者は多趣味の人のほうが多い。それも「やるとなると徹底してやる」という, うつ病者の凝り性なところと関係があるのだろう, 普通以上に入れこんでいる人が多い。「趣味を楽しむ」というよりも, 「その道をきわめる」という感覚で, 下手をすると仕事と同じ水準で捉えている場合がある。しかしうつ病相となると, すべてに意欲がなくなるわけで, この趣味もやる気がなくなっている。いや, それどころか, 趣味も心理的な負担の1つとなっている。したがって, 「趣味でもやったら？」というのは不適切なアドバイスなのである。また, 万が一趣味のない場合があったとしても, うつの最中に「新しいこと（趣味）を始めよ」と勧めるのは, 無理な注文であろう。

5) 自殺を禁じる

　初期の段階でもう1つ絶対押さえておく必要があるのは, 自殺の問題である。これはうつ病治療の全経過を通じて最も重要なテーマと言ってもよいくらいであるが, 最初がとくに肝心である。「自殺するおそれのあるようなうつ病は, もう内科医の手に負えないのではないか」と思うのは間違いである。なぜなら, うつ病はどんなに軽症であってもどこかに「死」を意識している。だから, うつ病を扱う以上, すべてのケースで自殺は問題となると思ったほうがよい。

　自殺は診察場面で話題にしにくい, と言う人がいる。つまり下手に自殺のことを話すと, それがもとで本当に自殺されないか, という心配があるし, 逆に「何を大袈裟な」と一笑に付されないか, という思いもある。これについては, 自殺のことはわりとストレートに話し合ってよい, と答えたい。

　「生きていても仕方ないと思うことがありますか？」「死んだほうが楽だなんて思うことがありますか？」など, 表現はいろいろあるだろうが, 直接聞いてみる。もっと直接的に「自殺のことを考えますか？」という聞き方でも

よい。先に述べたように，うつ病者はたとえ軽症であっても死を多少は意識しているので，自殺の話題はピントが合っている。そして自殺念慮を隠したりすることは案外少ない。

　次の段階で，当然ながら自殺を禁じるようにする。この場合，「自殺をすれば，あなたはそれでいいかもしれないが，家族に迷惑がかかる」という言い方がよい。先に，「『迷惑をかける』という言い方は禁忌である」と書いたが，自殺に関しては例外である。とにかく，自殺はうつ病の最悪の結果であることは言うまでもない。何としてでもこれは止めねばならない。その場合，うつ病者の律義さ，周囲に迷惑をかけることを恐れる気持ちを利用する。そのことでさらにうつ病者を苦しめることがあったとしても，歯止めになることは確かである。事実，よくなった患者に「あの時の先生の言葉で，自殺せずにすんだ」と言われたことが何度もある。

　「自殺だけはしないと約束してください」という「約束」も，もちろん言い方が大切だが，わりとしつこく言う。約束は守らねばならない，というのが，うつ病者の基本的な哲学であり，案外これも自殺の歯止めになりうる。

6) 周囲へのアドバイス

　家族の人に会うことができれば，うつ病についてよく説明し，理解してもらうことが大切である。前項と重なる部分もあるが，家族への説明を以下にまとめる。

①決して怠けているのではない。
　抑うつ状態である。これはエネルギーがなくなるのが本態で，医学的治療が必要である。
②励まさない。
　叱咤激励はさらに追い詰める結果を生む。
③受け身で待ちの姿勢
④これまでやってきた実績を評価して，今は休養させる。
　休暇を実際にとって，ある期間何もせずゴロゴロしている。
⑤治りやすいのが普通だが，時にこじれることもある。
　こじれる兆しがあれば，またその時に考える。

⑥一番怖いのは自殺。絶えず，さりげなく観察する。
⑦気晴らしのために旅行に誘ったり，カラオケに行ったり，友人を呼んだりすることはマイナスの結果を生む（回復期には別）。
⑧難しいことではあるが，家族はゆったり落ち着いていることが大切である。とくに配偶者がばたばた慌てることが，うつ病の回復を遅らせることも指摘されている。つまり，「なかなか治らない。どうしよう。どうしよう」と周囲で騒ぐと，うつ病はこじれることが多い。配偶者のほうも「人生を流れで捉えること」が重要である。

CHAPTER IV 抗うつ薬による治療

A 抗うつ薬とはどんな薬か

　うつ病治療の中心はやはり抗うつ薬である。最初に抗うつ薬全体のプロフィール，現況，問題点を手短にまとめてみる。

1) まずは頼りになる薬と言える

　抗うつ薬にはいろいろなものがある（わが国では2007年時点で16種類が発売中）が，臨床治験の結果を基に総括すれば，うつ病に対する有効率は60〜70％といったところであろう。そのくらいしか効かないのか！？ と感じる方もあるかもしれない。ただ，これまで述べてきたように，うつ病には多くのサブタイプがあり，非定型うつ病や気分変調症，あるいは一部の双極性うつ病など，抗うつ薬が効きにくいとされるケースも存在する。もちろん臨床治験の対象の大半は単極性うつ病ということになっているものの，かなりの割合で難治タイプが混入することは避けがたい。それも含めて，抗うつ薬によってともかくも半数以上のうつ病は改善するのである。これは臨床現場にとって，まずは頼りにしてよい薬と言えるのではないだろうか。

2) 欠点もある

　現状の抗うつ薬には，以下のような問題点がある。今後はこのような問題点のない新薬を開発すべきである。

❶ 40％弱は効果が十分でないケースがある

　これは前項と矛盾するようであるが，普通に使って3〜4割は効果が十分でないというのではやはり理想的な薬とは言えまい。双極性や非定型を除外診断したうえで「真の単極性うつ病」だけを対象とすれば，もう少し有効率は

高まる可能性があるし，比較的軽いうつ病を治療することが多いと思われるプライマリケア現場では，困難例を扱う精神科現場よりも有効率が高くなることも考えられる。ただ，それらを加味したとしても，効果の不十分な例が無視できない割合で存在することは事実であろう。

❷ 不快な副作用があり，飲みづらい

抗うつ薬は一般に毒性が強いとか，恐ろしい副作用が出やすいなどといったことは例外的なケースを除いてはほとんどなく，かなり安全性の高い薬に属するであろう。しかし，現状の抗うつ薬には吐き気を中心とした，飲みづらさにつながる不愉快な副作用が多く，それでなくても治療に積極的でないうつ病者をさらに薬嫌いにしている面がある。このことが服薬遵守を悪くし，結果的に治療効果を低めている側面がある。

❸ 効果発現に時間がかかる

うつ病者は自殺により死ぬ危険性がある。死なないまでも，非常な苦しみにさいなまれる病である。したがって，効果はできるだけ早く出てほしい。しかし現状のどの抗うつ薬も，効果発現に（きちんと十分量を服用したとしても）3〜4週間はかかる。

❹ 逆にイライラ，焦燥を賦活してしまう場合がある

これは副作用というより，「逆効果」である。現在の抗うつ薬の多くは，気分を駆り立てて，うつ病者のエネルギーを高めようとする方向で作用を発揮する。これが多くの場合はうまく奏効することになるのだが，時に中途半端に効いて，患者の不安が逆に高くなったり，悪くすれば興奮したり，やや怒りっぽくなったように思えることがある。また，うまくコトバとして表現できないのだが，「何か不愉快な気分になった」と述べるケースもある。これらは「賦活症候群（アクチベーションシンドローム）」と言われる現象である。とくに若年者でこれが生じる率が高いと言われる。気分を楽にするために投与した薬で，かえって気分が不快になるとは困ったことである。このようなことは抗うつ薬服用者の5％くらいに生じるとも言われ，臨床家は念頭に置いておく必要がある（これについては，76ページで再度述べる）。

3）新しい薬が登場しつつある

　以上のような欠点に鑑みて，当然新薬の開発研究が進められねばならない。実際，製薬メーカーからは次々と新薬が開発されている。わが国の新薬の許認可システムは主として事務的な理由で非常に遅く，最先端の薬がなかなか現場に登場しないのだが，それでもここ数年新たな抗うつ薬が徐々に導入されてはいる。世界で現在最も多く用いられている抗うつ薬であるSSRI〔選択的セロトニン再取り込み阻害薬（selective serotonin reuptake inhibitor）〕，それよりやや新しいSNRI（セロトニン・ノルアドレナリン再取り込み阻害薬）がやっと登場し，わが国でも主流となってきた。2008年以降，さらに幾つかの新しい抗うつ薬が登場すると思われる。このように言うと，抗うつ薬治療は新時代を迎えつつあるかに思える。

　しかしもっと視野を広げて見れば，現在世界中で用いられている抗うつ薬は，どれも発想としては古い。50年前に作られた最初の薬と同じ化学作用（脳内のモノアミンの働きを強める）をもっている。これまでの抗うつ薬開発は，作用を革新的にすることよりも，副作用を減らすことばかりに努力が払われてきたため，どれも基本的に似たような薬になっているのである。まったく発想の違う薬が待望されるところである（新たな方向性の芽生えについては，後に少し触れる）。

4）どのようにして効くのかははっきりしない

　抗うつ薬はいわば偶然に有効性が発見されたのであり，理論背景があって使われ始めたわけではない。したがって，いまだになぜ効くのかがよく分からない。もちろん，試験管の中や動物実験では抗うつ薬がどのような化学作用をもっているかは，多くのことが分かっているのだが，それがどのようにうつ病への治療効果と結びつくのかがはっきりしないのである。

　また臨床的に見ても，うつ病のどのような面に効いているのかもはっきりしない。ただはっきりしているのは，うつ病の症状を全般的にゆっくり軽くしていくことである。なぜ抗うつ薬が効くのか，どのような薬理学的な背景があって効くのかが分かれば，うつ病の病態が明らかになる可能性もあり，そ

の面からの研究が進められている。これは3）の新薬開発の今後にも当然関わることである。

5）うつ病以外の疾患への有効性も注目されつつある

　抗うつ薬はもちろんうつ病の治療薬であるが，最近それ以外の病態に対する効果も注目されるようになってきた。つまりパニック障害，強迫性障害，夜尿症，神経性大食症，疼痛性障害などである。これらへの効果はうつ病よりははっきりしないし，すべての抗うつ薬に共通した作用とも言えないが，無視できない。抗うつ薬の適応拡大という現実的な面とともに，これらの疾患，病態とうつ病の病態との関係という意味での学問的な興味も広がる。

B 抗うつ薬の分類

　現在のところ，抗うつ薬は化学構造と神経化学的な作用の組み合わせによって**表1**のように分類されている。

　主流になっているのはSSRIである（このタイプの抗うつ薬は世界的にみても，最も多く用いられている）。SNRIは2007年時点で1つだけ発売されている。三環系抗うつ薬は3つの輪からなる化学構造をもっているので，この名がある。最初に開発され，長いこと抗うつ薬といえばこのタイプしかなかったのだが，SSRIに押されて世界的に見ると過去の薬になったと言えるだろう。しかし，わが国ではなおもかなり多くが使われている。四環系抗うつ薬は3種類があり，効果の弱さから補助的にしか用いられていないが，多少見直される傾向もある。Sulpirideはほぼわが国でのみ抗うつ薬として用いられている。

C 抗うつ薬の神経化学的作用

　先に「抗うつ薬の神経化学的作用はよく分かっているが，それがどう臨床効果と結びつくのかが明らかでない」と書いた。それにもかかわらずここで基礎薬理学的なことを述べるのは，実用性を重んじる本書の趣旨に反してい

表1　抗うつ薬の分類

タイプ	一般名	主な商品名
SSRI	fluvoxamine paroxetine sertraline	ルボックス，デプロメール パキシル ジェイゾロフト
SNRI	milnacipran	トレドミン
三環系抗うつ薬	imipramine clomipramine amitriptyline nortriptyline amoxapine dosulepin lofepramine	トフラニール アナフラニール トリプタノール ノリトレン アモキサン プロチアデン アンプリット
四環系抗うつ薬	maprotiline mianserin setiptiline	ルジオミール テトラミド テシプール
その他	trazodone sulpiride	レスリン，デジレル ドグマチール

るように思われるかもしれない。しかし抗うつ薬のイメージをつかむためには，まず化学的作用で多数の抗うつ薬を整理してみるのが一番よいし，副作用を理解するためにも役に立つと思えるからである。ここでは3つに整理して抗うつ薬のプロフィールを浮き彫りにしたい。

1) 急速に生じるモノアミン増強作用

　これはおそらく，現在用いられているすべての抗うつ薬に共通する中心的な作用だろう。試験管内で神経細胞と抗うつ薬を一緒に混ぜ合わせると，分単位でたちどころに生じてくる現象である。例えば，SSRIやSNRI，三環系抗うつ薬の場合，前シナプス神経細胞から遊離されるモノアミンが再び細胞内に取り込まれるのを遮断する。つまり，モノアミンが前シナプスに取り込まれなくなるため，シナプス間隙内にモノアミンがだぶつくようになり，後シナプスに達するモノアミン量が増えて，伝達が強まる。四環系抗うつ薬では，前シナプス膜からのモノアミン遊離を増やすことで，同じ効果を生む。いず

れにしろ，モノアミンの働きを強める．試験管内だけでなく，人間の脳でも同じことが起こっていると思われるし，直感的にもうつ病は「伝達が落ちている」ように見えるので，うつ病はモノアミンを強めればよくなるんだ，と説明することには説得力がある．これが抗うつ薬作用メカニズムとして長年語られてきた「モノアミン仮説」である．

ただ，このモノアミン仮説には多くの未解決の問題と矛盾がある．まず，モノアミンにはノルアドレナリン，セロトニン，ドパミンの3つがあるが，このうちのどれがうつ病に絡むのか，という点がいまだにうまく説明できない．抗うつ薬の種類によって，どのモノアミンの機能を高めるかは大きく異なっているのだが，それらの効き方はどれも大して変わらない．つまり，とにかくどのモノアミンでも強化すれば，うつ病は治る，というふうにも思える．ところが，実はモノアミンを強める薬というのは抗うつ薬以外にも沢山あるが，そういう薬がみんな抗うつ効果をもつか，というとそうでもない．さらに不思議なことに，日本ではまだ用いられていないtianeptineという抗うつ薬があるが，この薬はモノアミンの再取り込みをむしろ促進し，むしろモノアミンの働きを弱めてしまうにもかかわらず，確実な抗うつ効果がある．これはモノアミン仮説ではとても説明できない．さらに，抗うつ薬のモノアミン強化作用はきわめて急速に生じる現象なのに，臨床効果のほうが何週間も抗うつ薬を飲み続けないと生じてこない，というのも，何となくモノアミン仮説に反するようでもある．

以上のことを総括して考えてみると，特定のモノアミンを強化することが臨床効果に直結するというより，どのモノアミンでもよいので，とにかく増やしたり減らしたりして「揺さぶりをかける」ことが重要，ということになりそうである．つまり現行の抗うつ薬の作用とは，モノアミンへの一種の揺さぶり効果，と解することができるのかもしれない．

そうなると，次のステップでは「揺さぶった結果，何がどう変わり，うつ病が改善するのか」ということが問われるであろう．この問いにはもちろんまだ答えることができない（答えられれば，うつ病の大半が解明されたということになる）．しかし，目下のところモノアミン仮説に代わって，「細胞新生仮説」というのが有力になりつつある．これもまったくの仮説ではあるが，

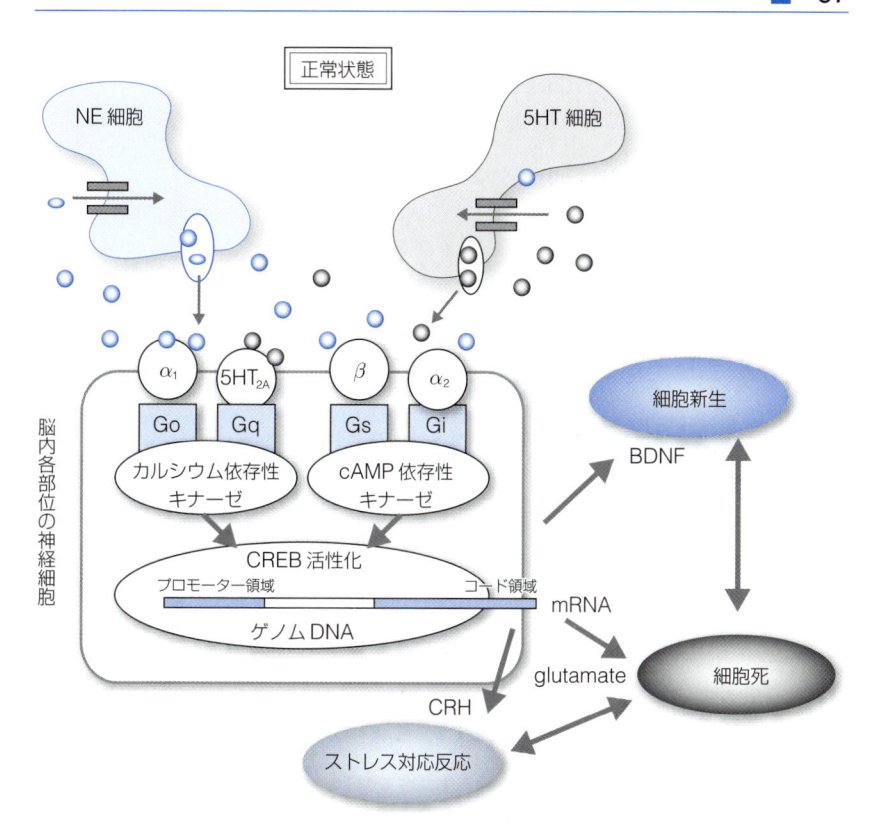

図1 うつ病・抗うつ薬の細胞新生仮説（正常状態の大脳辺縁系細胞）
ノルアドレナリン神経細胞（NE細胞），セロトニン神経細胞（5HT）から遊離したモノアミン（○がノルアドレナリン，●がセロトニン）が後シナプス膜の受容体（α_1, $5HT_{2A}$, β, α_2）に到着し，G蛋白の介在を経て，休止していた酵素（キナーゼ）が活性化し，蛋白質（CREB）が活性化，それにより核内のゲノムDNAが発現し，BDNF（神経細胞を増やす因子）の増加や，逆に細胞死を起こす物質の増加，ストレスに対応する物質（例えばCRHなど）が働くようになり，状況の変化に柔軟に応じた正常脳機能が営まれる。

大体の考え方を図1～3に示し，解説した。簡単に言えば，「神経細胞を増やすことにより，抗うつ薬は効果を発揮する」という考え方である。

2) 受容体直接遮断作用

これも急速に生じる効果であり，薬が直接受容体にふたをして，その受容

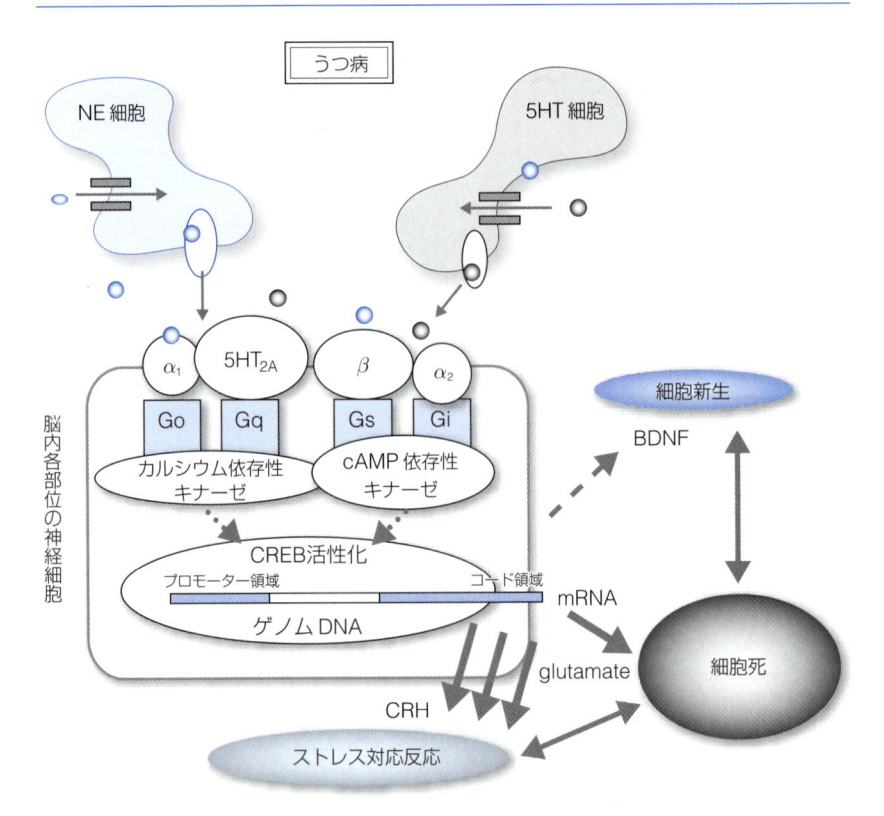

図2 うつ病・抗うつ薬の細胞新生仮説（うつ病）
うつ病では，なんらかの原因でモノアミン遊離が減っており，それに釣り合うために受容体が機能亢進しているものの追いつかず，ゲノムDNAの働きがアンバランスになっていて，細胞新生が減り，細胞死が増え，CRHも対抗的に行き過ぎる形となり，全体に脳機能が劣化する。（この状態が長く続くと，実際に脳の一部に萎縮が生じることも確認されている。これも細胞新生の低下を裏づける。）

体の機能を抑える。薬によって，さまざまな種類の受容体を遮断する。その多くが副作用に関係している。

❶ ムスカリン受容体遮断作用

これは抗コリン作用と言われ，副作用としての副交感神経遮断作用となって現れる。具体的には便秘，口が渇く，鼻づまり，目がかすむ，排尿障害といった症状である。この作用は三環系抗うつ薬で非常に強く，この薬が世界的にはほとんど用いられなくなった理由もこれにある。SSRI，SNRIではほ

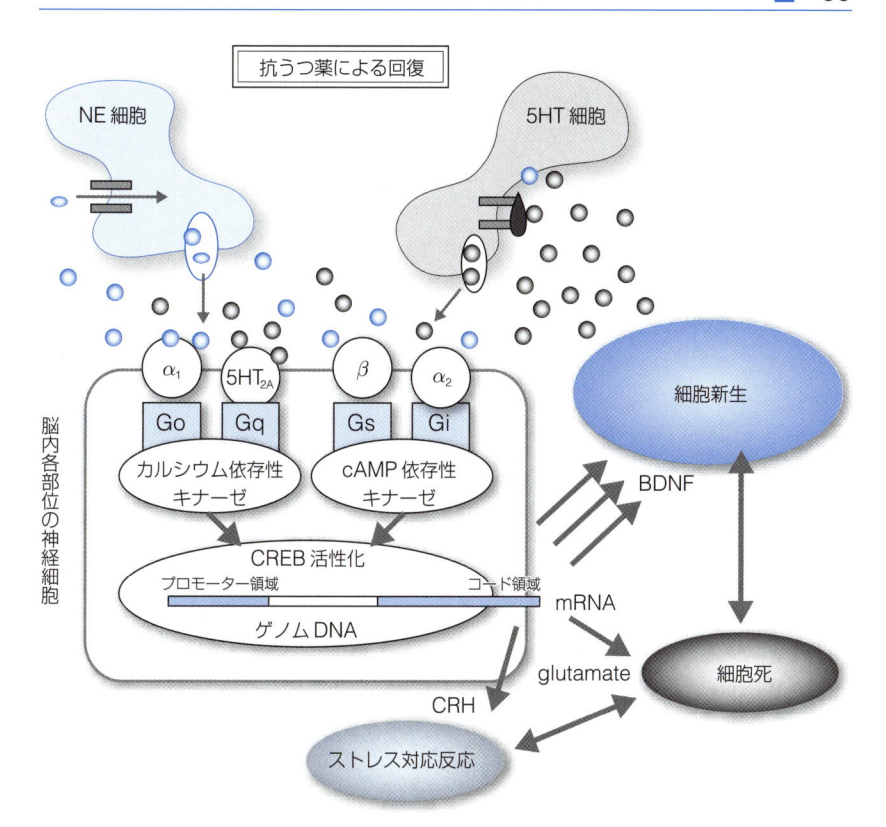

図3 うつ病・抗うつ薬の細胞新生仮説（抗うつ薬による回復）
抗うつ薬を投与すると，モノアミンの働きが強められる形となり，ゲノムの働きが再活性化され，細胞新生が生じ，細胞死やCRHも適切なレベルに戻る（実際に抗うつ薬によりBDNF量が増えることも証明されている）。

とんどこの作用が見られない（paroxetineにはある程度見られる）。

❷ ヒスタミン受容体遮断作用

 抗ヒスタミン作用は眠気となって現れる。これは副作用とも言えるが，不眠に対しては利点ともなる。また，長期投与した場合に生じる体重増加も，抗ヒスタミン作用が関わっているとも言われている。どの三環系抗うつ薬もこの作用が強い。SSRI，SNRIやtrazodoneはほとんどこの作用がない。

❸ α_1 アドレナリン受容体遮断作用

これは血圧低下，起立性低血圧などの副作用に関係する。治療効果との絡みで言えば，鎮静につながる可能性はある。三環系抗うつ薬はどれもほぼ同等の作用をもっており，mianserin や trazodone も同様である。ただ SSRI にはほとんどこの作用はない。

❹ α_2 アドレナリン受容体遮断作用

これは四環系抗うつ薬の mianserin と setiptiline のみが非常に強く，他の抗うつ薬にはほとんど見られない作用である。これはノルアドレナリン機能の増強につながり，あるいはこのタイプの薬の中心的な作用機序なのかもしれない。副作用とどう関係するかは明らかでない。

❺ セロトニン 2 受容体遮断作用

これも mianserin と setiptiline が有している。Trazodone にもかなり見られる作用である。三環系抗うつ薬や SSRI にはほとんど見られない。これが副作用とどうつながるかは不明である。むしろ抗うつ作用と関係するのかもしれない。

❻ ドパミン 2 受容体遮断作用

抗うつ薬の中でこれが非常に強いのは sulpiride である。Sulpiride は他に化学作用をほとんどもたず，ドパミン受容体を抑えることが専売特許といってもよい薬である。その他，三環系抗うつ薬のうちで amoxapine も若干この作用をもっている。臨床的には，ドパミン 2 受容体の遮断は，副作用としてのパーキンソン症状，アカシジア（イライラしてじっとしていられなくなる），乳汁分泌などを引き起こすが，幻覚妄想を抑える作用とも関係している。したがって，幻覚妄想を伴う特殊なタイプのうつ病にはこれらの薬が有用である。

3）長期投与によるモノアミン受容体機能低下作用

以上が投与後ただちに生じる作用であるが，2～3 週間十分量を連続して投与して初めて出現する作用として，モノアミン受容体（β，α_2 アドレナリン，セロトニン 2 受容体）の機能低下がある。これは臨床効果が発揮され始める

時期と一致して現れる作用であることから，この効果と抗うつ作用に関連があるという見方もある。詳細は明らかではないものの，図1～3に示した細胞新生仮説との絡みで解釈することも可能かもしれない。

表2には，以上に述べた神経化学作用の強さを主な抗うつ薬ごとにまとめた。化学作用は必ずしも臨床的抗うつ作用を決める因子とはならないことを先に述べた。それではこの表はどのように臨床応用できるであろうか？ まず副作用の出方を予測するために便利である。例えば，緑内障や前立腺肥大などがある患者に対しては，ムスカリン受容体遮断作用の強い抗うつ薬は用いないほうがよい，など。また，先に述べた「どのモノアミンを刺激しても効果は同じ」ということと矛盾するようだが，ある抗うつ薬で十分な効果が得られないような場合に，再取り込み抑制パターンの異なる薬物を用いる価値があるという説も昔から提唱されている。例えば，SSRIでセロトニンを増強してもまったく無効な場合，ノルアドレナリン系を刺激するルジオミール®を用いてみるなどである。データとして明確にこのことが示されているわけではないが，現場ではよく行われる方法であるし，欧米のガイドラインにも書いてある。表2に示した各抗うつ薬の化学的プロフィールを参考にして，「次の一手としての抗うつ薬」を選択できるかもしれない。

D 抗うつ薬の臨床効果（うつ病以外への効果も含む）

「抗うつ薬」というくらいであるから，当然うつ病への効果が中心には違いないが，先にも少し触れたようにうつ病以外の病態への効果も最近注目されている。本書の趣旨と多少異なるが，ここでそれらを，筆者自身の印象を含めてごく簡単にまとめてみる〔なお以降，すでに発売されている抗うつ薬の名称は実際的な便宜を考えて，商品名で記すことにする。化学名との対照は表1（☞65ページ）を参照されたい〕。

1）うつ病を治す効果

うつ病のすべての症状を改善する。つまり，ゆううつ気分，意欲低下，ゆううつな考え，不定身体症状，食欲低下，不眠のいずれをも改善する。イラ

表2 主な抗うつ薬の神経化学的作用

	一般名（商品名）	急性効果								慢性効果	
		ノルアドレナリン再取り込み阻害	セロトニン再取り込み阻害	受容体阻害						受容体低下	
				ムスカリン	ヒスタミン	α_1	α_2	セロトニン2	ドパミン	β	セロトニン2
SSRI	fluvoxamine（ルボックス，デプロメール）	×	◎	×	×	×	×	×	×	×	○
SSRI	paroxetine（パキシル）	×	☆	△	×	×	×	×	×	×	○
SSRI	sertraline（ジェイゾロフト）	×	☆	×	×	×	×	×	×	×	○
SNRI	milnacipran（トレドミン）	◎	◎	×	×	×	×	×	×	×	×
三環系	imipramine（トフラニール）	◎	○	◎	◎	○	×	×	×	◎	◎
三環系	clomipramine（アナフラニール）	×（代謝物は○）	◎	◎	◎	◎	×	×	○	◎	◎
三環系	amoxapine（アモキサン）	◎	○	△	◎	○	×	×	○	○	○
四環系	maprotiline（ルジオミール）	◎	×	△	◎	○	×	×	×	◎	×
四環系	mianserin（テトラミド）	×	×	△	☆	○	☆	☆	×	×	×
その他	trazodone（レスリン）	○	◎	×	△	○	△	○	×	×	×
その他	sulpiride（ドグマチール）	×	×	×	×	×	×	×	☆	×	×

☆：非常に強い　◎：やや強い　○：少しある　△：わずかにある　×：ない

イラに対しても，それがうつ病に基づくものであるかぎり，効果がある。ただこれらの効果が出るのには，2～3週間連続できちんと服薬をし続けねばならない。どの症状もほぼ並行して改善されてくるが，多少の凸凹はあり，意欲の低下は最後まで残ることが多い。なお，抗うつ薬は確かにゆううつ感はとるのだが，気分を爽快にさせる作用はない。つまり，飲むのが楽しみになるような感覚は引き起こさない。これは抗うつ薬の欠点とも言えるし，長所とも言える。つまり，苦しさを具体的にとってくれる感じがしないので，薬への信頼感がなかなか出てこないのが欠点だが，そのぶん依存性がなく，薬を止めやすい点はむしろ長所であろう。

2) パニック障害（不安神経症）への効果

パニック障害は最近世界的に非常に増えていると言われている。発作的に動悸，呼吸困難，発狂しそうな感じなどに襲われ，しばしば救急車のお世話になる（外傷以外で救急車を利用する患者のうち，最も多いのがこれとも言われている）。またいつそのような発作が起こるかもしれないと恐れるあまり，人ごみや乗り物，外出を避けるようになる場合があり，生活範囲が狭まることもまれでない。これはうつ病とはまったく異なる疾患であるが，トフラニール®やSSRIなどセロトニン系を賦活する抗うつ薬がよく効くと言われている。SSRIについては，保険適応となっている。投与量は副作用を考え，ごく少量から漸増していく（不安障害者はうつ病者よりもさらに薬剤の副作用に敏感である）が，うつ病の場合より少量（100 mgくらい）にとどめる。やはり即効性はないので，初期にはどうしても抗不安薬の併用が必要である。

3) 強迫性障害への効果

自分でも馬鹿馬鹿しいと分かっていて，ある観念や行為にこだわって，日常行動に支障が出る病気である。典型的なのが洗浄強迫で，「ばい菌がついて手が汚れている」との観念が拭い去れず，延々と手を洗い続けるなどの症状である。強迫に対してはこれまでほとんど有効な薬がないとされてきて，精神科医もほぼお手上げの状態であったが，最近セロトニン再取り込み阻害効果の強い抗うつ薬，つまりアナフラニール®やSSRIの有効性が確認されてい

る。筆者もSSRIの効果には見るべきものがあると感じている。ただし，うつ病に対するよりも投与量を増やす必要がある。

4) 夜尿症を抑える

頑固な夜尿症に対する三環系抗うつ薬の効果が注目されている。子供に多いこともあり，ごく少量（30 mgくらいまで）を投与する。一時は三環系抗うつ薬のもつ抗コリン作用により，排尿が抑えられるための効果ではないかと言われたが，抗うつ薬以外の抗コリン薬にはこのような効果はなく，それでは説明ができない。筆者もこの目的でわりとよく処方するが，効果はまずまずというところである。ただ夜尿症には複合的な要因が絡んでいることも多く，むしろ問題視しすぎて医者が深く関与するとかえってこじらせることもあるので，抗うつ薬に踏み切ることはやや慎重にすべきだという指摘もある。

5) 神経性大食症（bulimia nervosa）の食欲低下

食行動の異常である摂食障害（eating disorder）のうち，大食（過食）が問題となるケースである。多くは食べることに罪悪感をもち，食べては吐いたり，下剤を用いたりして，やせようという願望と一体になっていることが多く，逆の神経性食欲不振症に転じる場合も多い疾患である。これに対してはSSRIの有効性が言われている。これは食欲を抑えるというより，「食べることへの衝動」を抑えるものと思われる。

6) 疼痛性障害への緩和

疼痛性障害はかつて「心因痛」などと呼ばれていたもので，器質的な異常がないのに頑固な痛みが続く障害である。全身のどこにも生じうるし，体のあちこちに痛みが移動する場合も多い。最近著しく増えているとされている。単純に解釈すれば，「心理的な症状が前景に出ず，それを抑えているので，体に痛みとなって表現されている」などと説明することもできそうだが，複雑なのは必ずしも「心因」（つまり精神的原因）と言い切れない場合も多いことである。まず疼痛性障害の心理的問題は必ずしもはっきりしないし，心理的な問題が解決したらスッキリ治るとも限らないことである（慢性的な心理ス

トレスが絡んでいるためとも言われるが……)。また仔細に調べると「器質的な異常」が存在する場合も多い。例えば，わずかな脊柱の変形があり，神経根を圧迫している可能性があるなどである。また線維筋痛症のように，原因がいまだに不明確な疾患を基盤にしていることもある。したがって，疼痛性障害と一括して扱うことに疑問な面もあるが，現在までに最も有効性が報告されている薬物は抗うつ薬である。とくにSNRIの効果はかなり優れている。このことから，背景にあるうつ病と疼痛性障害との関係も類推されるが，ノルアドレナリンとセロトニンのバランスのよい賦活が鎮痛をもたらす可能性もある。

E 各抗うつ薬のプロフィール

次に各抗うつ薬の臨床的な特徴，切れ味，副作用を具体的に述べることにする。これはすでに述べたような神経化学的なデータ，臨床データを基にしているが，筆者が実際に使ってみた印象も加味してある。この印象の部分については，臨床に役立つようにかなり割り切って書いた。長年にわたる臨床経験によるものではあるが，あくまで個人的な感想であり，多少客観性が欠ける可能性（つまり，他の精神科医から異論が出る可能性）もあることをお許し願いたい。また各抗うつ薬の使用上の注意や特性を含めて，すべてをここに網羅したわけではないこともお断りしておく。

1) SSRI

❶ SSRI全体に共通した特性

欧米から遅れること10年，1999年からやっとわが国にも導入された世界の主流の抗うつ薬である。2007年現在では，わが国でも処方頻度が最も高い抗うつ薬となっている。もちろんそれだけよい薬だからだと言って間違いないが，うつ病治療に革命をもたらすような画期的な薬ではなく，「従来型抗うつ薬の最終改良版」という位置づけであろう。

ただし，効果はむしろ従来の三環系抗うつ薬よりもやや弱いとされ，作用機序もセロトニンの再吸収を抑制するだけのことで，三環系抗うつ薬と基本

的には同じ発想の薬と言える。ただ従来と違うと言われるのには，2つ理由がある。まず抗コリン作用や抗ヒスタミン作用がほとんどないので，従来の抗うつ薬にありがちの便秘，眠気などの一般的副作用が少なく，また心毒性がないという安心感もあり，相対的に使いやすいという点である。第2に三環系抗うつ薬をはじめ従来の薬はモノアミン系といってもセロトニンとノルアドレナリンの両方に作用を及ぼす薬ばかりであったが，純粋にセロトニンのみを賦活する薬というのはSSRIが初めてのことである。ただこの特性が臨床効果のうえでどのような意義をもつのかは，よく分からない。（これが，セロトニンに純粋に作用するから治療効果も従来より高い，というのなら真に意義深いのだが，むしろ「純粋であることが効果をむしろ低めている」という捉え方もある。）

　もちろん，一時は世界中の抗うつ薬市場を席捲するほど多く処方されるに至ったのは，1つ目の理由からである。つまり，従来の抗うつ薬には嫌な副作用があり，それが薬不信を引き起こして服薬を嫌がったり，こっそり薬を飲まなかったりすることがかなり多く，そのことが抗うつ薬全体の有効率を低下させていた面があるのだが，SSRIは相対的に飲みやすい分だけまじめに服用してくれるので，結果として治療効果が上がると期待されるのである。もっと具体的に言えば，うつ病の好発層である初老期以降のうつ病や，心臓や下部消化管系の疾患をもっている患者にも安心して十分量を投与できるし，外来レベルの診断のはっきりしない「仮面うつ病」と言いたくなる症例，あるいは心身症で抑うつ的側面を併せもつ場合など，SSRIに適すると思われるケースは非常に多い。内科でのうつ病治療を革命的に変える，と言えば言い過ぎだろうが，内科医の守備範囲を広げたことは確かであろう。

　SSRIは副作用が少なく，飲みやすいと強調したが，まったく問題ないというわけではない。日常的に多いのは吐き気，食欲低下などの消化器系症状であって，とくに投与初期には7〜8割くらいの患者が多かれ少なかれこれを感じるようである。時には極度と言わざるをえないレベルのこともあり，薬への不信感をもたれてしまうこともまれではない。また，「感情的な違和感」と言ってよいような「いわく言いがたい不快感」を感じる場合がある〔賦活症候群（アクチベーションシンドローム）〕。そわそわ，イライラ落ち着かない，

無理に駆り立てられているような感じ、と表現されることもある。これはおそらくセロトニンのみが突出して増えた結果ではないかと思える（次に述べるセロトニン症候群のごく軽微な形と言えないこともない）。うつ病自体の焦燥症状と類似しているので見逃されやすいが、SSRIを開始する前よりもこのような症状が増えたような場合には、SSRIによる「逆効果」と考えたほうがよい。ただ幸いに頻度はそれほど多くはない（SSRIを単独投与した場合の5％くらいだろう）が、20代前半までの若年者で生じる確率が高いとも言われるので、注意が必要である。SSRIの危険性として、若年者で自殺念慮を高める場合があることが指摘されているが、これにも関わっている可能性もある。

　これらの副作用や逆効果への対策であるが、何よりも大切なのはあらかじめよく説明しておくことである。このような変化が出る可能性があること、生じれば報告すること、場合によっては中止することを説明しておけば、多くの場合理解が得られ、その後の治療も円滑に進みやすい。また少量から開始して漸増する方法をとることも大事である。徐々にセロトニンへの慣れが生じてくれば、ひどい副作用に結びつくことは少ない。

　SSRIの明確な毒性と言ってよいような問題が生じることはまれではあるが、やはりセロトニン症候群には一応注意が必要である。セロトニン症候群は脳内セロトニン量が増え過ぎた結果起こる状態と考えられており、錯乱を含む精神的な変化、イライラ、ミオクローヌス、深部腱反射の亢進、発汗、悪寒、振戦、下痢、協調運動障害、発熱の症状のうち3つ以上が同時に生じた場合疑われる[*1]。一応その存在は知っておき、疑わしい時には中止するという対策が必要である。

❷ 各SSRIのプロフィール

● Fluvoxamine（ルボックス®，デプロメール®）

　世界で最初に用いられ、日本にも最初に登場したSSRIである。しかし不思議なことに米国では抗うつ薬として認められていない。セロトニンの再吸収阻害作用はパキシル®などの強力なSSRIの20分の1程度であって、かなり弱い。その点穏やかな作用をもつというイメージもあるが、筆者の印象で

[*1] Sternbach H: The serotonin syndrome. Am J Psychiatry 148:705–713, 1991 による。

はそうでもない。100 mg/日以上とやや多めに使えば，効果も他のSSRIに負けていないし，吐き気，賦活症候群をはじめ，SSRIとしての副作用もしっかり出る。

また肝臓での代謝の関係で，ワーファリン，血糖降下薬などの内科の治療薬をはじめ多くの薬物と併用しにくいと言われている。筆者の個人的な経験では，三環系抗うつ薬や抗不安薬との併用について臨床的に問題になった経験はないが，一応の注意が必要であろう。

あまり目立たないことだが，脳内のシグマ受容体を刺激する作用をもっており，老年期の妄想を伴ううつ病にはやや特異的な効果があるとも言われている。筆者にもその印象がある。

● Paroxetine（パキシル®）

強力にセロトニンのみを賦活するという点では「SSRIの中のSSRI」とも言えようか。やはり臨床効果については最も確実性が高いという印象が強い。「この薬にめぐり合えて，本当に助かった」という臨床家として非常に嬉しい声を聞くことも多い。ただ，欠点も最近指摘されることが多くなっている。作用が強い分，副作用がやや強いことも覆いがたい事実であろう。それもセロトニン賦活によるものだけではなく，SSRIにしてはやや強い抗コリン作用をもっているので，便秘なども生じ，古典的な三環系抗うつ薬と類似した使い心地にもなってくる。またそれほど多くはないが，ある割合（1～2割といったところか？）で中止することがかなり困難になるケースがある。これは依存性とは明らかに異なる現象である。つまり，「パキシル®が欲しくてたまらなくなる」という感覚ではなく，「止めたいのだが，止めるとイラついたり，気分がひどく悪くなるので，なかなか中止に踏み切れない」のである。このような場合は，2週間に1錠ずつ減らしていき，最後は1日ごとに1錠服用，さらに2日に1錠にして中止，という方法を取らなければならない（慎重に考えれば，すべてのパキシル®処方例でこのようにすべきかもしれない）。つまり中止に非常に時間がかかるということである。このような問題は他のSSRIにもないことはないが，やはりパキシル®が強力であるからこそ生じる問題なのかもしれない。

ルボックス®と共通する薬物相互作用が指摘されることも多いが，実際上

それほど問題になった経験はない。また，妊娠への悪影響（催奇形性）があることも指摘されている。一般的にSSRIは胎児への影響についてはあまり問題にならないが，パキシル®は多少リスクが高いとされている。もちろん，中止によるうつ病の悪化にも配慮しつつ，妊娠可能性のある場合には，他のSSRIを考慮したほうが無難と言えるだろう。

● Sertraline（ジェイゾロフト®）

アメリカで最も多く用いられているSSRIであるが，日本への導入は遅れた。セロトニンの賦活作用はパキシル®とほぼ同じなのだが，パキシル®がよい意味でも悪い意味でも「鋭い抗うつ薬」というイメージがあるのに対して，ジェイゾロフト®はやや穏やかで用いやすい印象はある。これはジェイゾロフト®の代謝速度が遅いためではないだろうか。このことは，切れ味の鈍さと同時に，相対的な中止のしやすさにも結びつく。またわずかだが，おそらく臨床的に無視できないほどのドパミンの再吸収阻害作用ももっており，それもセロトニンが一気に亢進することにブレーキをかけているのかもしれない。ただ不思議なことに，下痢という他の抗うつ薬には見られない副作用がやや多く見られる。これはジェイゾロフト®の弱みであろう。うつ病者は便秘で苦しむ場合が多いので，下痢するくらいでちょうどよい，という見解もあるが，本来副作用を利用するという企てはなかなかうまくいくものではない。

2) SNRI

SSRIは化学作用からすれば非常にクリーンな薬であるが，あまりにクリーン過ぎて，旧来の抗うつ薬に比べて効果が弱いかもしれない，いや逆にセロトニンの暴走を誘い，かえってイライラを誘発するかもしれない。このような心配は常に存在する。古い精神科医にとって，これは三環系抗うつ薬に対するノスタルジーともつながる。そもそも三環系抗うつ薬はノルアドレナリンとセロトニンをバランスよく強めるからこそよく効くのである，問題は抗コリン作用や抗ヒスタミン作用なんだから，それだけをなくせば，「よく効いて副作用のない理想的な薬」ができるのではないか。このような考え方により登場したのがSNRIである。2007年時点でわが国に導入されているのはmilnacipranのみなので，それを中心に述べる。

● Milnacipran（トレドミン®）

　非常に新薬の導入が遅い日本では珍しく，素早く導入された．米国ではいまだに導入されていない．トレドミン®の特性は前に述べたように，ノルアドレナリンとセロトニンをほとんど同じくらい強化する，バランスのよさにある．抗コリン作用や抗ヒスタミン作用もほとんどなく，いかにも優等生的な薬である．確かに副作用がほとんどなく，穏やかで用いやすい印象がある．SSRI にありがちのイライラ，焦燥などの賦活症状を引き起こすことも少ない．ただ肝心の抗うつ効果そのものはどうなのか？

　はじめに述べたように，セロトニンに加えてノルアドレナリンにも効果があるのだから，SNRI は SSRI よりも有効率が高いはず，とも思える．しかし，データ的に見ても，これはかなり微妙なところである．有効率そのものは SSRI とほとんど変わらない．ノルアドレナリン不足によって生じる，などと言われる意欲低下への効果が SSRI よりも勝っているのか？ どうもそのようにも思えない．むしろ全体として「弱いクスリ」という印象すらあって，常用量は 100 mg だが，どうも有効率を上げるためには，150 mg くらい用いる必要があると指摘する臨床家も多い（保険適応からは外れるが）．これは特異的にモノアミンを強めるとは言っても，その強め方自体がかなり弱い（セロトニンに関しては，パキシル®の実に 60 分の 1 の強さしかない）こととも関係するかもしれない．ただ，SSRI の無効例で，SNRI に切り替えることにより改善がもたらされるケースは時に存在する．イメージとしては，「強気の突っ張りタイプ」とでも言うべきパキシル®に対し，トレドミン®は「品がよいが，ちょっと虚弱な秀才タイプ」とでもいうことになろうか．

　薬物相互作用もなく，副作用も少ないことを考えると，全体として内科外来でも最初に処方する抗うつ薬として用いうるかもしれない．ただ 1 つ，前立腺肥大をもつ高齢者では排尿障害が生じる率がかなり高いので，処方しにくい．

3) 三環系抗うつ薬

　50 年近くも前から用いられている「抗うつ薬の古典」とも言うべき薬である．欧米ではほとんど用いられなくなっている（とくに米国では，35 歳以下

の精神科医は三環系抗うつ薬の存在すら知らないという）が，わが国ではまだかなりたくさん用いられている。ただし，必ずしも「考えが古いから使われている」とだけは言えないかもしれない。効果の確実さという点からは，SSRI，SNRIよりも勝っているという説もあり，捨てがたいよさがある。それはSSRIやSNRIがもっぱら「持ち上げ・賦活作用」を狙っているのに対し，三環系抗うつ薬は鎮静的，つまり，落ち着かせる効果が強いという点にある。うつ病はエネルギーがなくなる病気ではあるが，ケースによっては鎮静が必要な場合も案外多い。病像によってはぜひともほしい薬なのである。

すでに神経化学的作用のところでも触れてきたことであるが，三環系抗うつ薬はかなり副作用があり，これをいかに乗り越えるかが，うまく使いこなすコツとも言える。そこで三環系抗うつ薬についてはまず副作用について整理し，その後でおのおのの薬のプロフィールを書くことにする。副作用は「深刻な事態は引き起こさないが，高頻度で発生する不愉快なもの」と「めったに起こらないが，深刻なもの」の2種類に分けられる。それらを合わせて記す。

❶ 三環系抗うつ薬全体に共通した副作用

●抗コリン作用

すでに述べたようにムスカリン受容体遮断作用によるものである。すべての三環系抗うつ薬が程度の差はあれ，共通して有している欠点である。便秘，口の渇き，鼻づまり，排尿困難となって現れる。便秘に対しては適宜緩下剤の併用を行うのがよい。排尿困難に対しては，ベサコリン®やウブレチド®などを併用するとよい場合もある。

抗コリン作用は飲みづらさにつながるが，深刻な事態を引き起こすことは少ない。しかし，老人に用いる場合に注意が必要である。まず，便秘が高じて麻痺性イレウスとなることがある。消化管手術の既往のある人には，便秘の経過を慎重に見守ることが必須となる。また，排尿困難に関しては，中年以降の男性患者でまったくの尿閉に至ることもあり，注意を要する。これは潜在的な前立腺肥大があるためである。また閉鎖性緑内障がある場合には，眼圧を上げ，緑内障発作を誘発する危険性がある。これはまれなことには違いないが，もし生じれば深刻なので，筆者は三環系抗うつ薬を投与する前には必ず緑内障の有無を聞くことにしている。

● 心機能への影響

　日常的にはほとんど問題にならないのだが，もともと脚ブロックなどがある患者には問題が生じる可能性がある．したがって，三環系抗うつ薬を使用する前には心電図を一度チェックすることができれば，それにこしたことはない．また，投与開始後にも1年に一度くらいは心電図をとったほうがよい．

　実際上一番問題となるのは，自殺目的で大量服用された場合である．三環系抗うつ薬は抗コリン作用のほか，キニジン様作用，$α_1$受容体遮断作用などを有するため，一挙に著しい大量を服用すれば，心伝導障害，完全房室ブロック，心房細動，心室細動が急速に生じうる．もちろん，これらが高じて心停止に至ることもある．その点，「大量服薬される危険性がある患者には三環系抗うつ薬の使用は慎重に」ということになる．筆者の場合，基本的には自殺念慮の強い患者に対して三環系を投与する場合には，家族に薬を管理してもらうようにしている．

● 眠気，ふらつき

　これは主としてヒスタミン受容体遮断による鎮静作用からきていると思われる（ふらつきには$α_1$遮断も関係している）．逆に言えば，イライラ，不眠には役に立つわけで，副作用と言えない側面もあるが，回復期の患者にはもちろんマイナスとなる．回復期に眠気が強い場合には，病状とも合わせて判断し，減量を行うこともある．眠気は減量によりかなり軽減されるようである．

❷ 各三環系抗うつ薬のプロフィール

● Imipramine（トフラニール®，イミドール®など）

　世界で最初に合成された抗うつ薬だが，いまだにかなり多く使われている．抗コリン作用はかなり強く，内科医がいきなり使うのには勇気がいる．SSRIもSNRIも無効な場合の次の一手だろうが，そこまで行くと専門医に任せるのが正論ではある．ただ，地域によってはそれが困難な場合があり，その場合に考えうる選択であろう．

● Clomipramine（アナフラニール®）

　トフラニール®と大差ない．抗うつ薬の中ではただ1つ点滴で使えることが大きな利点である．焦燥が強く入院が必要な例で，点滴は非常に頼りになる．これは点滴を行うことで，いかにも医学的な治療を受けている雰囲気が

かもし出され，改善率が高くなるという，プラセボ効果的な面も含むが……。

● Amitriptyline（トリプタノール®）

　三環系抗うつ薬の中では2番目に古いが，強力な鎮静作用をもっていることで，いまだにイライラの強いケースにはよく使われている。抗コリン作用は最も強烈で，副作用には十分留意する必要がある。眠気も強いが，これは鎮静作用と関わることである。全体的には内科外来でいきなり使う薬ではなかろう。

● Amoxapine（アモキサン®）

　三環系抗うつ薬としては抗コリン作用が少ないし，使いやすい分，抗うつ効果にも確実性がある。またもう1つの売り物は，無視できない強さのドパミン受容体遮断作用をもっており，幻覚や妄想を伴う特殊なタイプのうつ病に使うのに適していることだが，これは内科医にはあまり縁のないことかもしれない。このドパミン遮断作用は副作用としてパーキンソン症状を引き起こしやすいことにもつながる。

● Dosulepin（プロチアデン®）

　セロトニンへの効果はほとんどなく，もっぱらノルアドレナリン専門の三環系抗うつ薬である。これは抗うつ効果も弱いが，抗コリン作用をはじめとした副作用が三環系としては非常に少なく，「おとなしい薬」である。内科医がどうしてもいきなり三環系を使いたい場合（そのような理由はあまり思い当たらぬが……）には，最初に使う薬として適しているように思われる。無効の場合にも思い切った増量がしやすく，患者が拒薬することが少ないことも合わせると，最終的有効率はかなり高くなる。

④ 四環系抗うつ薬

● Maprotiline（ルジオミール®）

　SSRIが登場する前にはわが国で最も多く使われていた抗うつ薬である。もちろんそれには理由があり，抗コリン作用や心機能への影響がほとんどなく，一見非常に使いやすいためである。ただ，肝心の効果がきわめて頼りない。そのうえ，痙攣や発疹など，他の抗うつ薬にはあまりない副作用が時として生じるので，現在はほとんど用いられなくなっている。ただ，純粋にノルア

ドレナリンだけの再吸収を阻害するので，SSRIでまったく効果がない場合に，トライする価値があるという声もある。

● Mianserin（テトラミド®），Setiptiline（テシプール®）

　同じ四環系抗うつ薬といっても，ルジオミール®とは構造がまったく異なり，化学的な作用もまったく別の薬である。三環系抗うつ薬がモノアミンの再吸収をブロックすることにより神経伝達を高めるのに対し，テトラミド®やテシプール®は前シナプスからのノルアドレナリンの遊離を高めることにより，伝達の活性化を図ろうとする発想である。これは基本的には三環系と同じことをしているとも思えるが，臨床的な切れ味はずいぶん異なる。一方でセロトニン受容体にふたをしてしまう作用も強く，それが差を生んでいるのかもしれない。

　テトラミド®，テシプール®の特徴をまとめると，「抗うつ効果は非常に弱く，単独で用いたのではほとんど効果が期待できにくいくらいである」「抗コリン作用や心毒性がほとんどなく，安全性では折り紙つき」「眠気が非常に強い薬で，これをうまく鎮静に使えば有用」ということになろう。安全性の高さが強調されているが，眠気が強い点では「弱い薬」という印象ではない。内科外来でいきなり用いる薬ではないのだが，筆者がむしろ勧めたいのは不眠症に対して睡眠薬代わりに使うことである。妙な副作用がなく，依存性がないので，一般の睡眠導入薬よりもむしろ有用性が高いように思われる。とくに多少うつ的なニュアンスのある不眠症の人には最適であろう（不眠を対象とした場合，テトラミド®10～20 mgくらいの投与で十分である）。

5）Trazodone（レスリン®，デジレル®）

　これはSSRIの出る前の米国でナンバーワンの売り上げを誇っていた薬だが，ほとんど過去のものになった感がある。日本でも同様である。かつて米国でこれが多く使われていた理由は，一にも二にも「安全性の高さ，副作用のなさ」ということであった。そして使われなくなったのは，やはり「抗うつ効果の不確実性」のためであろう。単独で用いた場合，抗うつ作用，とくに持ち上げ作用はかなり劣る印象が強い。

　ただ，最近見直される傾向もある。SSRIで生じる賦活症候群の予防に，

SSRIと合わせて用いると有効だ，というのである。またSSRIでイライラが生じた場合，真っ先に切り替えるべきはこの薬だとも言われる。それは後シナプス膜のセロトニン受容体を遮断する作用をもっているために，セロトニンの暴走にブレーキをかけると考えられるからである。筆者もレスリン®は大体そのような形で用いている。SSRIと異なり，鎮静的で，しかも眠気がそれほど強くないのも，いまだに隠れた？ ファンが多い理由なのかもしれない。

6) Sulpiride（ドグマチール®）

　これは世界中でわが国でのみ抗うつ薬として使われている。通常の抗うつ薬は投与量を増やすとそれだけ効果も強まる，と考えてよいが，ドグマチール®だけは例外で，少量（150 mgまで）にとどめないと抗うつ効果がない。筆者の印象では，100 mgが最も効果のある量ではないかと思われる。

　もともとは胃潰瘍の薬で，ドパミン2受容体の遮断作用が強いことから統合失調症に試され，それに続いてうつ病への有効性が言われるようになった。試験管の中では強力な抗ドパミン作用を有するが，そのわりにはパーキンソン症状などを起こす作用は弱い。これは脳の中に入りにくいためと考えられている。ただ，老人にはパーキンソン症状をしばしば引き起こすので注意が必要である。

　それはともかく，うつ病への効果も独特である。重症の本格的なうつ病にはほとんど効果は期待しにくい。有効なのは，全般に軽症で多少のゆううつ感と身体愁訴が目立つ，いわゆる「仮面うつ病」に対してである。この薬の飲み心地は他の抗うつ薬とまったく異なっている。と言うより，「飲み心地がない」のである。抗うつ薬は一般に程度の差はあれ，眠気，気分の落ち着く感じ，ボーッとする，多少のふらつき，身体が重いなどの感覚がある。これが困った効果であるか好ましいことなのかはともかくとして，「薬を飲んでいる」という感覚を感じさせるものである。しかしドグマチール®にはこのような感覚がまったくない。まさに「胃薬を飲んだ」という雰囲気しかない。しかし，何日かすると身体の不定愁訴はよくなってくるし，わずかではあるが気分は改善してくる。したがって患者にすれば，「薬が効いた」と思わない人が多い。全体に「弱く，おとなしく，さりげない」薬という位置づけであろ

う。やや重いケースに漫然と使うべきではない。

　もう1つこの薬について注意しておかねばならないのは，抗ドパミン作用から血中プロラクチンが上昇し，女性には生理不順や乳汁分泌を引き起こすことがまれならずあることである。時には男性にも乳汁分泌が生じることがある。またプロラクチン上昇などホルモン系への影響と関係することであるが，長期（2〜3カ月以上）使用すると，かなり肥満が出るのも問題であろう。これらの可能性は使用前に患者に言っておくべき点であろう。また高プロラクチン血症との関連であろうか，わずかではあるが発癌リスクも高まるという説もあり，この点でも漫然とした長期使用は避けたい。

F 抗うつ薬治療の実際

　以上のようなプロフィールを踏まえて，ここで抗うつ薬の実際の使い方をポイントごとにマニュアル風に書いてみる。

1) まず薬について説明する

　有効率，副作用の可能性，効果が出るのに少し時間がかかることなどをかなり正確に説明する。これはすべての疾患に対して当然のことであるが，うつ病者に対する薬の説明はとくに重要で，精神療法的な意味をもっていると言っても過言ではない。つまり（一見した感じのよさとは裏腹に）うつ病者は治療への不信（まではいかなくても，治せるのだろうかとの不安）をもっているので，まず薬の説明を介してそこに切り込むという意味である。

2) 最初は必ず単剤で用いる

　2種類以上の抗うつ薬をいきなり併用処方することは避けたほうがよい。混ぜ合わせて使えば効果が強まる，などということはなく，副作用は確実に強まる。要するによいことはほとんどない。ただよほどこじれたようなケースでは，エビデンスのある併用療法を行うことはある。これについては後述する。

3) まずどの薬をどう使うか

　ではどの抗うつ薬からスタートすべきか。これまで述べたように，それぞれの抗うつ薬には特性があり，それを理解したうえでケースによって使い分けるということになろう。最近は抗うつ薬投与の順番を示したアルゴリズムも提唱されている*2が，これは主として抗うつ薬が無効な場合にどういう順番で抗うつ薬を変えていくかを示したものであり，内科現場ではあまり役に立たない。ここではまず，筆者の考える第1選択薬の決め方と投与方法を示す。

①25歳以上であれば，どのケースにもSSRIは最初に選ぶのに無難な薬である。効果の点ではややおとなしいが，副作用がさらに少ないという意味ではSNRIで開始する手もある。

②軽症でイライラ，焦燥がなく疲労感や身体症状が主であって，うつ病であると確信がもてないが，とにかく抗うつ薬を出してみたい場合はドグマチール®100 mgで開始する方法もある（閉経前の女性では避けたほうがよい）。

③以前にうつ病の既往があり，副作用のためにSSRIやSNRIの服薬継続ができていないケースでは，プロチアデン®などのマイルドな三環系抗うつ薬から開始する手もある。

④どの薬を選ぶにしても，最初の投与量は1～2錠にとどめる。これは副作用の出方をみる目的である。できれば3日くらい（最長でも1週間）で再来してもらい，副作用があまり出ないことを確認したら，次の段階の治療に移る。認容できない副作用が出ているようだと，他の薬に変える。

⑤副作用が出なければ，少しずつ投与量を増やす。「少しずつ」と言ったが，あまりのんびりもできない。例えばパキシル®であれば1週間に10 mg/日，ジェイゾロフト®，ルボックス®，デプロメール®，トレドミン®であれば25～50 mg/日，くらいのペースで着実に増量していく。ただしドグマチール®だけは例外で，50～100 mgの量を最後まで維持する。

⑥維持量は個人差が大きいが，まず規定最大量（パキシル®なら40 mg/日，ジェイゾロフト®，ルボックス®，デプロメール®，トレドミン®なら100 mg/

---

*2 精神科薬物療法研究会：気分障害の薬物治療アルゴリズム．じほう，2003

日）か，その少し低用量くらいを目安として，3～4週間はそのままで維持する。この時期にはよくなってこないことのほうがむしろ多いが，薬については あまりばたばたいじらないほうがよい。もちろん患者の訴えによく耳を傾け，むしろ精神療法的な支えを主体とする。

⑦さらに時間が経って何の効果もなく，しかも副作用も出ていなければ，最大量，時にそれをやや上回る量に増量してみる。それでよくならない場合は，次の工夫の段階である。

4) なかなかよくならない時の工夫

❶ 思い切った増量

ジェイゾロフト®，ルボックス®，デプロメール®，トレドミン®，三環系抗うつ薬の場合，150 mgまで思い切って増量してみる（保険適応の問題はある）。この段階までで副作用が出ていない人は，増量しても案外出にくい（ただし，高齢者や心疾患など身体疾患をもっている人にはもちろん慎重に）。ただし，パキシル®は増量し過ぎると血中濃度が急速に上がり，セロトニン症候群のリスクが高まるので，40 mgまでにとどめるほうが無難である。

❷ 薬を変えてみる

それでも効果が明らかに不十分な場合，違う抗うつ薬に変更する。ただし，変更の仕方は慎重でなければいけない。この段階ではすでに高用量を服用しているので，それをいきなり中止するのは非常に危険である。筆者の場合，2週間くらいかけて段階的に第1選択の抗うつ薬を減量し，最低用量の第2選択薬を加える。つまり，切り替え時期には2剤併用になる。この時期は併用による副作用が出やすいので要注意である。第1選択薬が完全に抜けてから，第2選択薬を増量していく。

この場合，経験的にはSSRIから別のSSRIに変えてもあまり改善率が高くないので，SSRIでスタートすればSNRIへ，あるいはその逆，といったパターンになることが多い。思い切って三環系抗うつ薬に変える手もあるかもしれないが，副作用について熟知しておくことが必要である。ただ，この場合も十分量を使わねばまったく意味がない。時々，「副作用が怖いから，ちょっとだけの量の三環系抗うつ薬を出して様子を見ている」という場面も目にす

るが，それをやるのなら，最初から三環系は使わないほうがよいと思われる。

❸ 併用投与

最初に抗うつ薬は単剤投与すべきだと言ったが，この段階に来ると，計2剤までなら併用も慎重に考慮してもよいかもしれない。プライマリケアでよく行われるのは，SSRI とレスリン®の併用，SSRI とテトラミド®の併用などであろう。SSRI 同士の併用はセロトニン症候群のリスクが非常に高くなり，禁忌と言ってよかろう。SSRI と SNRI の併用が行われることもあるが，内科医にはあまり勧められない。三環系抗うつ薬と SSRI の併用はかなり奏効する場合もあるが，やはり副作用の増強リスクがある。

その他，いよいよ本格的な難治症例ということになると，リチウムや甲状腺ホルモンの追加が考えられるが，これはもう専門医の守備範囲となろう。

❹ 精神科医への依頼

この段階でなお内科医が患者を引っ張るというのは，正しくないかもしれない。うつ病がよくならないのには多くの要因がある。薬の使い方が正しくないというのはごく一部のことである。まず診断が間違っているということがありうるし，精神療法的な接し方が間違っているという面もある。家族的な要素が絡んでいて，その調整は精神科医でないと無理ということがある。人格面に焦点を当てた治療が必要ということもある。また，きちんと治療しているのに治りにくい場合の多くは双極性うつ病であって，当初から精神科医に任せたほうがよいとも言われている。ただもちろん，この段階で精神科医に紹介する場合には，患者と精神科医の両方にていねいな説明が必要である。下手をすると，患者には「見捨てられた」と思われることがあるし，精神科医には「尻拭いをさせられる」との思いを抱かれることがある（これらのことについては，第 VII 章で再度論じる）。

5）抗不安薬（いわゆる安定剤）の併用をするのか

抗不安薬は本来神経症のイライラ，不安，不眠などに対症療法的に投与される薬物で，わが国ではベンゾジアゼピン系（セルシン®，ホリゾン®などが代表的）が主流である。そもそも精神科医はこの抗不安薬というカテゴリーの薬を案外使いたがらないものである。神経症圏の治療は精神療法をもって

すべきであり，薬などはほんの添え物だ，という一種の気概があるからであろう。またベンゾジアゼピン系は依存性が案外強く，それが世界的に大きな問題となっていることを知っているからでもある。ところが医療界全体でみると，日本は抗不安薬を世界で最も多く使う国となっている。それは精神科以外の一般科医が非常に気楽に処方するからである。つまり身体的な異常がないのに愁訴のあるケースには，ほとんど何の気なしにと言ってよいほど出されている。これは実は医学教育に責任があって，抗不安薬を以前は「マイナートランキライザー」といういかにも気楽な薬というイメージの名で呼んでいたし，「不定愁訴＝ノイローゼ＝マイナー」という短絡的なパターンで考える風潮があったからである。もちろん，これは非常に好ましくないことである。ベンゾジアゼピンは依存性の面で決して安易に使うことはできない薬だし，その効果も中心は「不安」を指標としたものであって，「不定愁訴」そのものに効いたり，「ノイローゼを治す」などというわけではない。「不安」をきちんと診断して後に処方するのが原則である。前おきが長くなったが，うつ病の場合も抗うつ薬とともに抗不安薬がまるでセットメニューのように併用されることが案外ある（これは精神科医でさえもしばしばそうする）。しかし，これは上に述べたような理由でやはり好ましくない。ただ不安焦燥を伴う場合，不眠の改善のために眠前に投与する場合などには，むしろ積極的に投与してかまわないであろう。つまり，何事もあまりにパターン化するのはよくないということである。

6) 抗うつ薬中止のタイミングと予防効果

治療がうまくいってうつ病が改善した場合の話である。この場合には，いつ抗うつ薬を止めるかという点が問題となる。まずよくなったら即中止するのは絶対よくない。この場合は再発の危険性が大きくなり，かえってこじらせる原因を作ってしまう。ではどのくらいの期間投与し続けたらよいのか？多くの研究があるが，現在のところ少なくとも１年は続けたほうが再発が少ないとするのがコンセンサスとなっている。ただ，その場合には投与量を減らすことは可能で，状態にもよるが最大投与時の半分量くらいで維持するのが妥当と思われる。

では予防効果があるかどうかだが，これは長く議論されてきた。抗うつ薬がまったくの対症療法薬なら，予防効果はまったくないことになる。つまり，風邪薬を冬が来る前に飲んでおくと風邪にかからない，などということがないのと同様である。しかし抗うつ薬の場合，かつてうつ病を病んだ人が抗うつ薬を飲むことで，ある程度再発が予防されるとの意見が多い。例えば，ある季節だけに必ずうつ病になる人（季節性うつ病）とか，ストレスを受けるたびに再発を繰り返している人の場合には，うつ病になりそうな時期が来たら，あらかじめ抗うつ薬を飲んでおくとよい，というのである。筆者の患者も，実際そのようにしてうつ病相を予防している人がいる。

　また極端な立場として，3回以上うつ病を繰り返している人は抗うつ薬を一生飲み続けるべきであるという意見もあるくらいである。このように，抗うつ薬は単なる対症療法にとどまらず，再発を食い止める作用があるとの見解が主流になりつつあると言えよう。

CHAPTER V うつ病の症例

■本章のねらい

これまで，どちらかというとマニュアル的にうつ病の診断・治療について述べてきたが，ここで実際のうつ病の典型的な症例を治療の流れを含めて示すことにする。やはりビビッドな症例を通して理解が確固としたものになると思われるからである。ただし，ここで示したのは治療が非常にうまくいったケースばかりである。話がうますぎないかと思われる人に対しては，次のように答えたい。大部分のうつ病治療はきちんと行えば，ここで示したようにうまくいくものである。ただし，もちろんすべてがそうではない。非常に苦労させられる例や，失敗例と言える場合もある。しかし，そのような困難な症例は専門医の仕事であろう。内科医が知っておくべきなのは，典型的な成功例の治療であろう。なお，プライバシーのことも考えて，ここに示した症例は職業や家族背景などを実際とは変えてあることもお断りしておく。

A 実存的な悩みで来院した単極性うつ病の症例

CASE ・・・・・・・・・・・・ Aさん・34歳女性・経理担当OL

● 生き方が分からない

　Aさんは精神科外来に「自分はどう生きたらよいか分からない」「この迷いに対して誰に聞いても答えが出ないので相談したい」ということでやってきた。まさに「実存的な悩み」であり，これを聞いただけでAさんの生真面目さがうかがい知れるようである。

　精神科にはこのような相談で来院する患者はそれほど多くはないが，もちろん皆無というわけでもない。もちろん，これを真正面から受け止めるのは難しい。「それは人類が誕生してからの大命題であって，デカルトやショーペンハウエルも答えは出せなかったことです。むしろ宗教関係の人に聞いたらどうか，医者に聞くのはお門違い」とでも言いたくなってくる。しかし精神科医はむし

ろ「なぜこの人はこのような根源的な悩みをもたねばならないのか」ということに注目する。根本的に「病理学的な探索」から入っていこうとするのは，臨床医であるかぎり当然の習性である。

● 単調な人生に生じた試練の日々

　Aさんも初めは抽象的で実存的な言葉を連ねるばかりだったが，生活や仕事のことも聞くうち，今の状況がしだいに明らかになってきた。Aさんは高校卒業後ずっとバス会社の営業所に勤めているOLで，経理を担当している。仕事ぶりは真面目で，およそミスというものがない。もっとも，仕事自体は単純なことの繰り返しで，いつも淡々と目の前の数字を処理していくというだけのことである。昇任するなどということもなく，傍目から見ても単調な人生と言わねばならない。ただAさんにとってそれが合っているのか，何の疑問ももつことはなく，ただ淡々と仕事をこなし続けてきた。

　1年前から会社全体のリストラの一環として，経理部門のシステムを変えることになり，Aさんは本社にしばらく出向して，そのシステム導入の手順を学んでくることになった。これは高校卒のAさんにとっては「抜擢」といってもよいくらいの人事で，Aさんが上司から信頼されていたことの証しとも思えることだった。しかしAさんは決して嬉しくはなかった。もちろん出世などということはまったく考えたこともないし，保守的な性格と言うべきか，今の安定した生活パターンが崩れることが嫌だったのだ。

　Aさんの夫は同じ営業所でバスの運転手をしていたが，非常に喜んで，「リストラで厳しい時に大変なチャンスだ。ここはふんばりどころだ」と励ましてくれる。こうしてAさんは朝暗いうちに起きて，本社のある有楽町まで出勤し，そこでほとんど学校に入学したような感じで新しいシステムの講習を受ける毎日となった。

　勉強は厳しく，ついていけないと思えることばかりだった。それに他の社員は大学の経済学部を出ている人が多く，自分とはレベルが違うように見えた。Aさんにとって，そのこと自体は当然のことであって，それほど悔しいと思うこともなく受け入れられたのだが，営業所からの期待を背負っていると思うと，ここまで来てものにならなかったら責任問題になるという思いがプレッシャーとなった。

眠れない日が続いた。身も心もくたくたになった感じであったが，1カ月が経って何とか本社での講習を終え，営業所に帰った。すると，不思議なことにすでに新しいシステムは作動していて，本社から来た担当者が業務をこなしていた。上司は「あの担当者はあと2週間でいなくなるから，その後は君がやってくれ」と言ったが，Aさんとしては気が抜けた感じがした。つまり，Aさんに期待されたのは新システムの導入役ではなく，あくまでシステムが軌道に乗ってからのオペレーターの仕事だったのだ。それならあんなに苦労して講習を受けなくてもよかったような気がしたし，うがった見方をすればシステムの導入の間邪魔だからよそに追いやられていただけのようにも思えた。夫にその気持ちを言っても，「考えすぎだ」と切り捨てられ，分かってくれない。

● 元の生活に戻ったとたん抑うつへ

　こうして，ともかくもAさんは元の単調な生活に戻っていった。ところが，Aさんの心身の状態は本来のペースにはほど遠かった。身体が重く，鉛のようである。考えがまとまらず，集中力がない。これまででは考えられなかったようなミスが出る。それに，Aさんの心をいつも捉えるようになったのは，「職場の同僚の中で自分は浮いた存在である」という意識であった。実はAさんの職場では，女性はAさんただ1人である。他は男性ばかりで，しかも初老の人が多い。当然話し相手というのがいない。Aさん自身，とても社交的とは言えない性格で，男性の同僚の中に溶けこんで馬鹿話をするというタイプではなかったし，それに男性の関心は競輪，競馬といった類のことばかりのように思えた。そうかといって別にAさんが嫌われているというのではなく，職場の宴会などにはいつも誘われるのだが，Aさんにとってそこは楽しい場ではなかった。

　だから，「浮いた存在である」ということは，以前からAさんの気持ちの中にあったのだが，これまでそのことでひどく悩むということではなかった。自分の生活のペースが保てればそれでよい，という割り切りがあったからだ。しかし，しばらく職場を離れてから見渡してみると，いかにも自分は存在感がないように実感される。ほとんど話しかけられることはないし，もちろん仕事が終わってから飲みに誘われるようなこともあろうはずがない。紅一点なのだが，まるで女性として扱われていないような気もする。これは自分の可愛げのない

性格のためなのだろうか。そう考えると，やはりさびしい。でもこれを15年続けてきたのだから，今さら変えるということなどできるわけもない。

　そうなると，職場以外の自分の状況もひどく空疎に思えてくる。ずっと仕事をしてきた関係で，近所付き合いというのがほとんどない。子供のPTAでも，他の母親たちが楽しそうに雑談していても，ふだんの付き合いがないのだからそこに入っていきようもない。考えてみると，話し相手というのが家族しかない。本当に空虚な人生なのではないか。こんなことをこれまで考えたことはなかったのだが，いろんなことが見えてきて，すっかり生き方への疑問が芽生えてきたのである。

　Aさんの「実存的な悩み」には以上のような背景があった（これらのことは3回の診察の中で徐々に明らかになってきたことである）。これは非常によく分かる心理であり，病理性などは感じられないことではある。しかしむしろ問題なのはAさんの生活面の乱れであった。

　実はAさんは，ここ10日間は仕事を休んでいる。これまで風邪をひいた時以外は欠勤したことなどなかったAさんにしては，そのことだけでも異例である。体調がすぐれないということもあるが，気分が滅入って「とても仕事に行く気になれない」というのである。とくに朝は気分が悪く，身体が重くて起き上がることもできない状態になる。昼過ぎから少し動けるようになるが，家事はほったらかしで，買い物にも行けない。これまでも家事は分担してやっていたこともあって最初は夫もカバーしていたが，これまでの几帳面さからすれば別人のように投げやりな様子に，夫も「何かの病気ではないか」と心配するようになった。2回目の診察からは夫も付き添ってきた。

　夫は言う。「とにかく疲れてるみたいで……。近くの内科でいろいろ検査は受けさせたんですが，異常はないんです。だるいと言ってゴロゴロしてるんですが，そのくせ家では私のあとを追いかけ回して，『どうやって生きたらいいの』とか『これまでつまらない生き方ばかりしてきた』とか，私に答えようもないことばかり聞くんですよ。そんなに悩むことも何もないんですがね」。

● うつ病の治療始まる

　私はすでにAさんの悩みの背景にはうつ病があると判断していた。Aさんの言うこと自体は異常な内容ではないし，「長年の課題が表面化した」と言える

実存的なテーマであるが，悩みの契機からの必然性が乏しく，考えもあまりに後ろ向きで硬直化している。考え方の堂々巡りが著しく，すぐには結論の得られない命題に関わって日常の活動性が極端に低くなっている。これはどの診断基準に照らしてみても抑うつ状態と判定でき，他の鑑別すべき病気も含めて考えれば，うつ病とすることには大きな問題はなさそうであった。そこで主治医（筆者）は「うつ状態」として考えうることと治療方針の説明を行い，抗うつ薬の投与を開始した。その場合に，「あなたの今の生き方に対する悩みはよく分かりました。しかしそのことはまず棚上げにして，そのうちゆっくり一緒に考えていきましょう」と伝えることも忘れなかった。筆者が抗うつ薬として用いたのは，トレドミン® 50 mg/日（分2）である。多少の焦燥感があり，鎮静作用のある薬のほうがよいと思ったからである。Aさんにはあまり副作用は出なかった。そこで投与量を増やしていき，最終的には100 mgまで増量した。仕事は「抑うつ状態」との診断書を書いて，とにかく3週間は休んでもらうことにした。最初は「今休むと皆からの信頼を失って，ますます浮いてしまう」という考え方にこだわっていたが，夫がよく職場に話すということで，最終的には休むことを納得した。

　休んでからも「何もせずにいるとダメな人間になっていくみたいだ」「死ぬ気で仕事をやるしかない」と頑固に主張したが，職場に出ても仕事ができる状態ではなく，夫が上司から聞いてきた話では，職場でも「疲れているみたいだから休養を強く勧めていた」とのことであった。

● しだいに回復の兆し

　2週間して，かなり落ち着きを取り戻し，少しずつ散歩や簡単な買い物もできるようになったが，「生き方を見直さなければ，これからもやっていけない」と反省的に考える傾向は続いた。具体的に生き方が見直せたかとなると，「これまで周りを見ずに自分勝手にやってきた」「しかしそういう性格なので直せない」「育ちが悪い。育ちはしようがない」「悔やまれる」ともんもんとするばかりであった。これまで社会的に見て立派にやってきたし，周りの信頼も厚い，ということを言って聞かせても，「それは表面だけのこと」となかなか発想の転換がもたらせなかった。ただ，主治医への信頼は高まってきて，むしろささいなことも主治医に問い質さないとやろうとしないなど，依存的，強迫的な側

面が目立つようになる。主治医は「いろいろな反省や自分の生き方のことは今は棚上げにして，ゆっくり考えよう」ということだけをひたすら繰り返した。そのような展開で病気休暇の期間を若干延長することになったが，1 カ月目には頑固さも和らいで，ほぼ元気を取り戻してきた。不思議なことに，あれほどこだわっていた実存的な悩みもほとんど関心がないようで，あえてこちらから話題にしても「結局私は私」と言うくらいがせいぜいであった。職場と夫の協力もあって半日勤務から復職，すっかり元の A さんに返る。フル勤務になってからも，まったく調子を崩す様子がなかった。1 年を経た現在，トレドミン®100 mg/日の投与を続けているが，しだいに服薬も中止の方向づけをするようになっている。

■ 変化に弱いうつ病者

この A さんの症例は一見哲学的な悩み相談のような形をとったが，うつ病の治療が奏効したケースである。精神医学的にはいわゆる「荷おろしうつ病」的なニュアンスがある例と言えよう。つまり，「かなり無理してがんばって，それが終わったとたんにうつ病になる」という構造のものである。「つらいからうつ病になる」と思われがちだが，案外つらい最中にはうつ病が発症することは少なく，「ホッとした」時にうつ病は忍び寄ることが多い。これは出世したとたんに発病する「昇進うつ病」や，転居をきっかけとした「引越しうつ病」にも共通して言えることだが，ある種の状況変化が誘因となっている。このことはうつ病者の「変化に対応することの不得手さ」に関係している。

A さんのケースを見ると，荷おろしうつ病，いやうつ病一般の発病に至る心理が非常によく分かる。A さんは保守的で同じペースで生活することで安定し，その淡々とした生活に疑問を挟む余地などなかったのだが，違った環境に置かれ，これまでの役割を否定されたように感じることにより，その生活パターンが崩れ，一気に自己への疑問が噴き出してきた。それはこれまで意識していなかったことへの「気づき」のようにも思えるが，そこから自分を変えていくという生産的な性格をもつものではなく，ひたすら自分をおとしめ，傷つける方向性しかもっていない。皮肉な見方をすれば，それは普段の過剰適応ぶりの釣り合いをとるために，自分を責めさいなんでいるように

思えないこともない。このように「状況変化」をきっかけに「無意味なエネルギーの浪費」が始まるのが、うつ病の一般的なパターンである。

「気づき」のように見えて「無意味な傷つき」である、と言ったが、このことはうつ病者が回復しても、うつ病経験を生かして人間的に成長することがなく、うつ病を病んだことをまるで台風一過のようにしか体験していないことを見てもよく分かる。そして、これはうつ病が回復しても再発しやすいこととも関わっていることと思われる。

そう考えると、このような病理性を正していくことがうつ病の予防上に必要とも思えるが、この点については生き方を変えさせることよりも、これまでの生き方の前向きの再評価が中心となるべきである。

B 身体愁訴が主体のいわゆる仮面うつ病

CASE ●●●●●●●●●●●●●●● Bさん・58歳女性・主婦
●内科からの紹介で受診

　　Bさんが筆者の外来を訪れたのは、内科医からの紹介によるものであった。紹介状によれば「頭痛、めまい、のどが詰まる感じなどが頑固に続く人です。すでに近所の内科と耳鼻科にもかかって検査上は何でもない、自律神経失調症と言われています。こちらで診てみましたが、やはり異常はありません。一見元気そうな方ですが、何か心理的なものがあるのでしょうか。心身症の可能性を含めて一度ご高診を」ということである。

　　Bさんは初老の品のよさそうなご婦人で、立て板に水とまではいかないが、かなりの早口で自分の感じている症状、これまでの医者巡りのことを説明してくれた。話はまあよく分かったが、1つ気づかれるのはBさんが必ずしも「心気的」というのではないことであった。心気的というのは、ささいな症状を気にして「何か重大な病気が隠れているのではないか」と心配し、検査や治療をやたらに要求する神経症の一種である（分かりやすく言えば、「病気ノイローゼ」ということになる）。しかしBさんの場合には、身体の不定愁訴を頑固に述べるのだが、よく聞いてみると別にそれで何をしてくれ、というのではない。あえて言えば、症状をとってほしいということなのだが、それとても切羽詰まっ

た感じはなく，半ばあきらめ気味という雰囲気なのである。それならなぜ医者巡りをするのか，不思議な感じがしないでもなかったが，このような場合に精神科医は「『自分は大変な状態になって，苦しんでいる』ということを聞いてほしい，受け止めてほしいのだ」と考えるのが一般的である。そこで可能なかぎりじっくり話を聞く時間を設けるようにする。聞くことが治療になる，と考えるわけである。

　筆者もそうした。ゆっくり話してみてさらに気づいたのは，Bさんは症状の説明は細かく，独特の表現も含めて詳細にわたるが，身体のこと以外の話にはほとんどのってこないことであった。医者と話すのだから話題は身体のことになるのは当然ではあるが，Bさんの場合，とくに感情面のことはほとんど話してくれない。こちらから水を向けても，すぐに身体の話になってしまう。別に隠しているというのではなさそうで，そういう面には関心がいかないということのようであった。例えば，次のような調子である。

　主治医（筆者）「どんな時に頭痛があるんですか？」
　Bさん「いつも後ろのここから，前のほうにかけて痛いんです。こう，こちらから走ってくるみたいにピリピリ，ドギマギですね。朝起きた時には重苦しくて，じとーっとしてまして，そこのところが，こうして，ああなって……」
　主治医「では，主に朝がよくない？」
　Bさん「このてっぺんのところが，ヒュッと突き上がってきて，引っ張られて……」
　主治医「このことは別にして，何かストレスがあるとか，ご家庭で悩みがあるとかはありますか？」
　Bさん「いえ，ですから，しびれが後ろから前に回って，こっちがこうなって……」
　主治医「このことを，ご主人はよく分かってくれますか？」
　Bさん「主人は元気な人ですから……。私の場合，頭の前のほうが，苦しい感じで，ちぎれるみたいな……」
　主治医「もしご家族とか周りの人がもっと分かってくれたら，助かると思うことはありますか？」
　Bさん「いえ，ですから，私の場合はこの後ろのところですね。一番悪いのは」

といった調子で，いつまで話していても，心理面にはなかなかアプローチできないのであった。

● しだいに分かってきた心理面

　しかし，比較的長く時間をとって面接を続けるうち，Bさんの言葉の断片から，「何かは分からないが，もうどうしようもないほど身体が追い詰められている」という絶望感，「怖くてできないが，もしできれば自殺を考えることもある」との観念がうかがい知れるようになった。そこで，さらに突っこんで朝から夕方までの生活パターンを具体的に聞いてみた（話が抽象的になりがちな人には，「朝，何時に起きましたか？」「それからどうしましたか？」というふうに具体的に聞いてみるのがよい）ところ，Bさんは家では1日中ほとんど臥床がちで，ただもんもんと身体のことを考えて過ごしていることが分かってきた。こうなると，一見診察場面で元気そうに見えるBさんの背景に，エネルギーの低下，残ったエネルギーの無駄な配分，自責的傾向，頑固に続く不眠などの抑うつ的な色彩が濃厚に存在することが見えてきた。

　しだいにBさんも主治医に慣れてきたこともあり，26歳の息子が大学を卒業後も定職につかず，コンビニのバイトなどを転々として暮らしていること，親の育て方が悪くてそうなったのではないかという罪の意識，夫もすでに退職して悠々自適と言いたいところだが，生活は苦しく，先のことを考えると暗い展望しかないこと，などを少しずつ話してくれるようになった。どれもひどく歪んだ考えではなく，もっともなものばかりではあったが，後ろ向きで必要以上に悲観的であるように思えた。

● うつ病の治療を開始

　この段階で筆者はうつ病の治療をすることを説明し，抗うつ薬〔パキシル®10 mg/日（寝る前）〕の投与を開始した。Bさんはそれを意外に素直に受け入れ，最終的には30 mg/日（分2，朝10 mg・夕20 mg）まで投与量を増やした後，約2週間で著明に身体症状は改善してきた。

　「この頃頭痛がなくなったんですよ」というBさんの晴れ晴れとした言葉を聞いた時に，筆者はうつ病治療の勝利を実感として感じた。その後のBさんは，身体のことはほとんど話題にすることはなく，もっぱら息子の悩み，長女の家庭の子育ての悩みなど現実生活の相談に終始するようになったが，それと

てひどくこだわるというものではなく,「単なる愚痴」といってよいレベルであった。

■ 再び仮面うつ病論

このような症例は「最初身体の症状ばかりが目立って,うつ病らしくないが,うつ病の治療がよく効いた」という点で,いわゆる仮面うつ病と名づけられるのかもしれない。第Ⅱ章で仮面うつ病概念の功罪について論じたが(37ページ),再度まとめれば,「仮面うつ病は『身体愁訴の陰にうつ病が存在しうる』ことを気づかせたことに意義がある」「しかしうつ病の診断をきちんと行ってから,治療に入るべきである」ということになろう。Bさんの場合,じっくり付き合うことによりうつ病の診断が可能となり,それを基盤として治療が成功したものである。もし診断もつかないうちに抗うつ薬を投与していても,Bさんのケースではやはり結果はよかったかもしれない。しかし,診断なしにやみくもに抗うつ薬を投与すれば失敗率はやはり高くなり,副作用を考えると雑な臨床となろう。疾病概念は診断がきちんとして初めて意味をもつことは当然であり,仮面うつ病の場合も同様である。

C 老年うつ病による仮性認知症の症例

CASE ・・・・・・・・・・・・・・・・・・・・・ Cさん・72歳・男性

●認知症が始まる？

　Cさんはある中堅企業に長く勤めていた人で,60歳の時に定年退職し,その後も関連会社で68歳まで勤め,その後は自宅で妻,長男夫婦,孫3人と暮らしている。Cさんの家はもともとは大きな農家であったところから家屋敷が広く,庭もあって,そこで小さな畑をやったり,盆栽のまねごとのようなことをやって,結構楽しく過ごしていた。

　Cさんはもともとは明るく活発な性格で,町内会の役をいくつか引き受けるなど,まさに「横丁のご隠居」といった雰囲気の人であったというが,3カ月くらい前からひどく元気がない。特別のきっかけもなかったらしいが,部屋で呆然としていることが多く,ほとんど外に出なくなった。「出かける」と言っ

てコートを着たまま玄関で突っ立っていたりする。妻が声をかけると，「どうだったかな，どうだったかな」と意味不明の言葉を繰り返す。食事にも箸をほとんどつけず，「もう食べない。食べられなくなった」と小さな声で言う。嫁や妻がしきりに問い質しても，無表情のまま返事をしない。あまりの変わりように，家族皆で相談した結果，「ぼけたに違いない」ということになって，筆者のもとに連れて来たのである。

Cさんはシャツをだらしなくズボンの外に出して，見るからに「ぼけ老人」の風体であった。Cさんの妻は「家での様子を先生にそのまま見てもらおうと思って，だらしないまま連れてきました。これはもう，ぼけですね。こんなに急にぼけちゃうんですね」とあきらめ気味である。

主治医（筆者）の問いかけに対してもCさんは，「ええ，ハイ」と視線をあまり合わせず，あいまいにしか答えてくれないが，ただ「すっかりぼけました」との一言は印象的であった。簡単な認知症のテストもやってみたが，ほとんど答えてくれないこともあって，点数の上では中等度認知症に該当した。しかしテストを受ける態度は，「取り組もうという姿勢があるが，できないので放棄する」というパターンが多く，でたらめを次々答えるという態度ではなかった。これらのことはCさんが本当の認知症ではないニュアンスを感じさせるものであった。そして，何よりCさんの重苦しさ，苦しい様子は，真の認知症というより，感情面の障害からくる二次的な「ぼけ様」症状を感じさせた。

■ 老年うつ病と認知症の鑑別

老人とくると枕詞のように「ぼけ」という言葉を連想する風潮があるが，これは医者として注意すべき点である。認知症のように見えて案外そうでない場合は多い。最もありがちなのは意識障害を認知症と間違えてしまうことであるが，これは本書のテーマとは異なる。そして，もう1つ注意しなければならないのが，ここで示すうつ病と認知症との区別である。

うつ病が背景にあると，活気がなくなる。その活気のなさが認知症そっくりの状態を引き起こす場合があり，このような場合を「仮性認知症」と呼ぶ。教科書的には真の認知症と仮性認知症は**表1**に示すように，区別可能であると言われている。筆者は両者の鑑別のポイントは，認知症が本質的には記憶

表 1　うつ病による仮性認知症と老年期の真性認知症の鑑別表

	うつ病	認知症
発症	比較的急速，気分と行動の著しい変化は 2〜8 週以内に明白になる	潜行性で不明確，認識機能障害が発症後数カ月以上不明確なこともある
気分と行動	変動に乏しく，多くは抑うつ的で気力・思考力の低下や精神運動制止および希死念慮をみる，時に不安・焦燥感により易怒的となる	変動に富み，多幸的・抑うつ的になることあり。知的機能の障害に伴う各種の問題行動を認めることあり
知的能力	一般に侵されないが，時に仮性認知症を示すことあり	明らかに侵され，記憶力・判断力の低下や見当識の障害などを認める
自己像	著しく障害され，自責的となる	一般には変化なく，自責的言動なし
身体症状	不眠・食欲低下，自律神経症状	時に不眠
経過	自然寛解，遷延する場合には薬物療法や精神療法で回復しうる	一般に慢性で進行性の経過，一部の行動異常には薬物療法も有効

〔中根允文：老年者のうつ病の特徴. Therapeutic Research 10:2468–2475, 1989 より〕

障害のために周りの現実を把握できなくなっている状態であるのに対し，うつ病では現実をある意味では過剰に把握し，悲観的な側面のみを強調している点にあると考えている。このことから記憶力テストに類する質問に対して，認知症は「なぜそんなことを聞くのだ」という態度がどこかに感じられるのに対して，うつ病では「苦しくてできない」と拒否する態度となることが多い。しかし，以上のことは臨床の現場ではなかなかすっきりいかず，鑑別に苦慮することもまれではない。それは，うつ病に実際に認知症が合併する場合があること，また逆にうつ病のように見える認知症がありうることなどのためである。

うつ病の治療開始

C さんの場合，先に述べたように認知症様の症状があまりに急速に始まっていること，認知症を強く自覚し，むしろ自分で強調する傾向，深刻な苦悩的態度などからうつ病の可能性が強いと考えられた。そこで主治医は本人と家族の両方に対してそのことを話し，抗うつ薬による治療を勧めた。幸いに同意が得られ，ルボックス® 50 mg/日（分 2，朝・夕）の投与から開始した。

2週間後の時点ではあまり認知症様症状には変わりはなかったが，副作用も見られず，やや食欲が改善したようにも思えた。そこでルボックス®の投与量を100 mg/日まで増やしたところ，その2週間後にはかなりの効果が見られ，行動面で落ち着くと同時に言葉数が増し，その内容もかなりしっかりしたものとなってきた。

　半年が経った。Cさんはすっかり元どおりの元気さを取り戻し，町の世話役的な役割をこなせるようになった。うつ状態のひどかった時のこともしっかり覚えていて，「自分でもすっかりぼけたと思っていたけど，考えてみるとぼけたぼけたというぼけはないですな」と冗談めかして言う。しばらくはルボックス®投与を続けたが，1年後にはそれも中止，しかし経過は良好である。

CHAPTER VI うつ病にかからないためのアドバイス──予防論

A うつ病予防の意味

　うつ病は医学的手段で治せる病気であることは間違いない。しかしいったん治っても繰り返しやすいという問題がある。これに対しても，薬物を中心とした再発防止の工夫がなされるようになってきてはいるが，狭い意味での医学的方法では再発の予防には限界がある。それはすでに述べてきたように，うつ病の発症には性格の問題が大きく絡んでくるからである。つまり，「物事の捉えかた」に独特のものがあり，それゆえにちょっとしたストレス体験があると「うつ」という同じパターンに陥るのがうつ病の再発であると思われる。したがって，この部分に踏み込まないと，再発予防も強力なものとはならない。これは医学的というより心理学的な方法による。

　しかし，そのための具体的な方法となると簡単ではないと考えられてきた。これまでの症例でも見てきたように，うつ病者は体験に学ぶということが少ない。考え方が硬く，うつが去ると「台風一過」のように元の生活に返るが，その経験を消化して次に活かすということができないように見える。うつ病の性格論は昔から精神医学にあるが，それは遺伝的，固定的に考えられ，それから「再発予防論」が展開されてこなかったのは，うつ病者のこのような硬さに基づくものであろう。しかし，うつ病者が体験を未来に活かすことがないのは，「それが不可能であるから」なのか，「やろうとしないから」なのかによって意味合いが違ってくる。後者であれば，誰かが促せば可能になるわけなので，予防的な技法が生まれてくる余地が出てくる。また，そのような技法があるのなら，うつ病の再発ということにとどまらず，全人口の6～7人に1人が生涯で一度はうつ病にかかるという統計もあるくらいポピュラー

な病気，うつ病の罹患率を減らせる可能性にもつながる。

　「うつ病者のものの考え方の歪み」に着目し，それを正す具体的な方法を最初に提唱したのは，米国の精神療法医アーロン・ベックである。彼の技法は「認知療法」と呼ばれる。うつ病者には物事の受け止め方（認知）に歪みがあり，それを正すことによりうつ病は治るという考え方であるが，実際には病相期に認知を直接正していくことはかなり困難で，むしろ危険な面もある。認知療法の技法はむしろ予防に最も有効であるというのが筆者の考えである。ここではベックの認知療法を基にして，うつ病の予防について述べてみる[*1]。

B うつ病にかかりやすい考え方の歪み

　ベックは，「自分自身，現在の状況，未来」の3つに対して否定的な認知を行うのがうつ病の特徴であるとしている。しかもこれはうつ状態の結果ではなく，ふだんからの傾向であるという。その結果，次のような考え方のパターンが生まれ，うつ病に陥りやすくなってくる。予防を考えるためには，このパターンを知っておくことが大切である。

1）全か無か思考（all or nothing thinking）

　物事を100点満点か，さもなくば0点の両極端で見ていく考え方のことで，完全主義的態度と言い換えることもできる。いつも100点ばかりとっていた子供が85点をとった時にゆううつに陥る，という例で考えると分かりやすい。つまり，この子にとっては85点も0点も100点でないという意味でまったく同じである。実際の生活では100点がとれることなどはまれなので，このような認知の歪みをもっているかぎり，人生は0点の連続ということにな

[*1] 認知療法については多くのテキスト，啓発書がある。若干を以下に示す（翻訳書については，原著は挙げなかった）。
- Beck AT（大野裕訳）：認知療法―精神療法の新しい発展．岩崎学術出版社，1990
- Burns DD（野村総一郎・他訳）：いやな気分よさようなら．自分で学ぶ「抑うつ」克服法．星和書店，2004
- Burns DD（野村総一郎監訳）：フィーリングGoodハンドブック．星和書店，2005

り，うつ気分を呼び込みやすくなる。筆者の経験した実際例を挙げてみる。

　ある陶芸家は完璧に見える作品を作っても，自分なりに気にくわない点がみつかると，その日に作った作品をすべて壊してしまうのが常であった。これは芸術家であるからこそ，「作品への厳しさ」と解釈され，そのことが陶芸展のパンフレットにも紹介されていたくらいだったが，この人はうつ病に長年にわたって苦しみ，そのために創作活動も十分にできない日々を過ごしていた。芸術にとってはプラスの面があっても，生活全般にこのような考えが見られる点が問題なのである。

　またある主婦は，朝のうちにその日の生活計画を立て，そのとおりにやることを常に心がけていた。これは正しい生活態度のようにも見えるが，それからはずれるとイライラしたり，自分を責める傾向が強く，また予定外に起こった出来事に対応できず，生活が常にピリピリしたものとなっていた。

　この全か無か思考と関連するものとして，「すべき思考」というのがある。これは英語では should statement と言われる。"Should" などという強い言葉は英語の会話にそれほど多く出てくるものではないが，うつ病者の会話ではこれが多く登場するという。例えば，「部屋は常にきれいにしておくべきだ」とか，「今できることは，すぐに今やるべきだ」といった具合。これは一見正論ではあるが，あまりに厳しく運用すると，かえって自縄自縛となって，ゆううつにつながってしまう。うつ病者に対しては，「部屋はきれいにできたらよい」「今できることは，すぐにできればそれにこしたことはない」くらいの緩やかな考えが必要であろう。

2）過剰な一般化（overgeneralization）

　これもうつ病者と話してみてすぐに気づかれる点で，たった1つの失敗やいやな出来事から，そのような事態がいつもすべてにわたって永久に起こると考えてしまうことである。例えば，素晴らしい学会発表を行った後の質疑応答で，1人の質問者にうまく返答できなかった学者が，「自分の研究には価値がない」「自分には学者としての資格もない」と考える場合である。この場合，1つの小さな失敗をしたことは事実かもしれないが，そのためにその人の全価値が否定されることなどありえない。しかしうつ病になりやすい人で

は，ネガティブな出来事を自分の人生に「常に」存在する一般事象として考えてしまう傾向がある。

3) 肯定面の否認（disqualifying positive）

よい出来事を否認し，悪いことばかり探るような傾向のことで，これが未来に向かえばむしろ「心配性」となって，用心深さ，慎重さになるが，うつ病者の場合，これが過去に向かうことが問題である。つまり過去の出来事を値踏みして，そのマイナス面を後悔するが，それが反省とはならず，ひたすら自己否定になる。実際に悪いことが起こった時にはこのことはあまり目立たないのだが，よいことがあった時に明確となる。周りから客観的に見ると，「物事を素直にとらない」ように思われてしまう。

例えば，50歳で夜間大学に入学し，6年かかって卒業したある司法書士は，卒業試験の成績がすべてAであったが，そのことを「私が年とってるから先生が同情してくれた」と考え，その間に自分の行った努力を無視して，「人が4年のところを自分は6年もかかった」と自分をひたすら責めて，うつ病となった。

「肯定面を肯定する」というのは，流行の言葉で言えばポジティブ思考ということにもなるが，一歩突っ込んで言えば，やみくもに楽観的に考えるのでなく，事態を冷静に見つめて，ポジティブな面，ネガティブな面を分けて評価するのが認知療法の目指すところである。

4) 結論の飛躍（jumping to conclusion）

ちょっとしたよくない出来事があった時に，中間の過程や他の可能性を無視して一気に結論を出してしまうことである。例えば，近所の人に道で会って挨拶をしたのにまったく返事もしてくれなかった時，「あの人は私を嫌っているんだ。だから無視したんだ」と考えてゆううつになってしまう，などという場合である。これがさらにエスカレートすれば，「今度会った時はどうすればいいんだ」「きっと嫌がらせをされるに違いない」「もう今の所には住めない」「引っ越すしかない。でもそれはできない」「どうしよう。どうしよう」とどんどん考えが進んで，本物のうつ病に至る場合がある（これは筆者の経

験した実例である)。

　しかし，この場合には実際，他にもいろいろな考えが可能である。もちろん「嫌っているので無視した」というのも可能性としてはあるので，これも留保しておく。しかし，たまたまその人が考え事をしていて気づかなかったのかもしれないし，ひどい近視で見えなかったのかもしれない。あるいは向こうでは挨拶を返したつもりなのに，こちらが気づかなかったこともありうる。どれが確実とは言えないが，少なくとも「嫌われている」という見解のみを採用する理由はない。これはいずれ明らかとなるかもしれないし，いつまでたっても明らかにならないかもしれない。それなら，まずいろいろな可能性を挙げる，という段階にとりあえずとどめておくのがよい。

5) レッテル貼り（labeling）

　否定的な自己像を作り上げ，それに名前をつけて自分にレッテルとして貼ってしまうことである。自分に名前をつけることは勝手なのだが，この場合，何かの局面があるたびにそのレッテルに帰結して，冷静な判断ができなくなることが問題である。

　例えば，「自分はのろまだ」「教養がない」「怠け者だ」「性格が暗い」などである。何事もない時には実害はなくても，小さな失敗があるたびに「自分は教養がないからこうなった」と考えるパターンとなる。すると，ゆううつな感情のみが残って，それから先は解決策が出なくなる。

　下手をすると「うつ病」という診断名もこのレッテルとして使われることがある。つまり，何かといえば「自分はうつ病だから」となってしまう。この点，うつ病という診断はそのようなレッテル（スティグマ）ではないことをしっかり説明する必要がある。

6) 個人化（personalization）

　多少の関わりはあっても，直接的には自分の責任でないことを自分のこととして感じてしまう傾向である。責任感の強さのように思えることもあるが，社会的な責任論とは必ずしも関係しない。

　典型的なのは，息子が受験に失敗したことに対して「自分のせいでこうなっ

た」と自責的になる母親の例である。この場合，受験に失敗して可哀相，と同情するとか，これからどうするのだろう，と心配するのは正当な心理であるが，受験したのは息子であって自分ではない以上，「自分が悪かった。申し訳ない」というのは，むしろ息子に対して失礼であろう。この例は，日本文化における母子分離のできなさの反映という側面もあるが，うつ病者の場合にもこの傾向が非常に強い。いわゆるうつ病の「ストレス因」なるものも，精細に見れば，この個人化が絡んでいることが多い。

C うつ病を防ぐ日常の心構え

これらのうつ病者にありがちな考え方の歪みや認知療法の考え方を前提として，うつ病を防ぐ日常の心構えを述べてみる。

1) 考えを変えれば，気分も変わることを理解する

考えは気分に影響し，気分は考えに影響する。相互に関連している。だからある事態が起こった時には，考えと気分が同時に起こってくるように思えるが，実際には考えがまずあって，それに続いて後から気分が発生すると捉えたほうがよい。例えば，上司にどなられた時に「自分は駄目な人間だ」と考えれば「ゆううつ」になるだろうし，「何でこんなことで怒るのだ。ひどいじゃないか」と考えれば「怒り」が湧いてくる。ここで別にどちらが正しいとか，どちらにすべきだと言いたいわけではない。考えによって，気分は規定されると言いたいのである。

この原理を理解したうえで，「では考え方を変えることにより，気分も変わりうる」と捉える。とくに考えに（ゆううつを引き起こすような）歪みがあった場合，それを正すことによりゆううつも防ぐことができるかもしれない。もちろん，これは別にユニークな原理ではない。昔から「ものは考え方」というし，最近の言葉で言えば「ポジティブ思考」というのがある。幕末の志士，高杉晋作の辞世の句も「面白きこともなき世を面白く，棲みなすものは心なりけり」というものである。ここでも考え方次第で，気分は変わるという思想が現れている。

しかしうつ病者の場合，案外ふだんからこれができない。場合によっては，事態と気分との間に区別がついてないのではないかと思えることがある。例えば，うつ病者は「こんなにうつなので，きっと悪い事態が起こっている」と表現することがある。また，「ゆううつだから，分かっていても考えが悲観的になる」という「気分優先」の姿勢が強い。また「実際に悲惨な事態だから，考え方は変えられるわけがない」という言葉もよく聞く。これらの見解も常に間違っているわけではない。しかし，考えを気分の前に置く姿勢をとることが，認知療法によるうつ病の予防の第一歩なのである。

2) 考え方の根拠は何かに思いを至らせる

気分の前に考えを置くと，必然的に自分の考えに注目する姿勢をとることになる。まず，ある考えが生じた時になぜそう考えるのか，その根拠を問う。人間は自分の周りの出来事を正確に捉えていると信じていて，それに伴う考え方，したがって気分も本物であると確信していることが多い。例えば，「○○さんは私にあんなことを言ったから，間違いなく私を嫌っている」とか，「失業してお金もなくなったから，これから不幸になる」など。しかし実はこれは100％正確な判断とはかぎらない。「あんなことを言ったから嫌われている」という判断にしても，その背景には「あの人は前から私に何となく冷たかったから」とか，「私を好いてくれる人なんて，ほとんどいないから」などといった根拠の不確かな考えが存在することが案外多い。

そこで虚心坦懐に考え方の根拠に思いを至らせてみる。いくら考えても，1つの根拠しかないということもあろう。それで最悪の理由がみつかることもあるかと思われる。しかし，とにかく根拠を考える。ほとんどナンセンスなことも含めて，できるだけたくさん考えてみるようにする。出揃ったら，おのおのの妥当性を少し検討してみる。うつ病者の場合，必要以上に悲観的なものが含まれていることに気づくことが多い。

3) いろいろな考えを柔軟に試して，気分の変化を見る

生活の中で，人間はいわゆるストレス事態に出合うことも多い。その場合も1つの考え方に固執することなく，そのストレスに対する考え方をいろい

ろ挙げてみて，気分がおのおのでどう変わるかを見るようにする。これは何回かやってみれば，それが習慣化して案外スムーズにできるものである。

　例えば，思いがけず本社勤務から地方の，それも小さな田舎町の支店に転勤辞令を受けた場合を考えてみる。

　「左遷だ。もう駄目だ」というのが1つの考えであろう。この場合，ゆううつ，失望，自信喪失，不安などが起こってくる。

　「単なるローテーションでそうなった。たまたま運が悪かった」というのもありうる。この場合は，あきらめ，時機を待つ，などであろう。

　「今後人事の出世コースに乗っていくためには，地方勤務は必要だ。自分がコースに乗ってるという証拠だ」というのもあるだろう。これはむしろ希望と意欲が高まる考えであろう。

　もちろん，客観的に見て現実的でない考えも含まれているし，情勢からどれが真実かは大体分かっていることも多いであろう。その場合はそれをまず受け止めることが必要である。そして，受け入れた次の段階で，またいろいろな可能性を考える。例えば，どうもありがたくない人事であることが確実ならば，「これからは地方の時代だ」「地方でのんびりやるのも悪くない」，あるいは「どうせ出世の可能性がないなら，いっそ転職しようか」などいろいろ考えうる。

4）人生を流れで捉える

　人生よい時も悪い時もある。これは古今東西多くの格言でも強調されてきたことだし，世間一般でもよく聞く教訓である。それだけに真実が含まれている。しかし，うつ病者はこの考えがなかなかできない。うつ病の考え方の基本にあるのは，「追い詰められ感」である。これは「いろいろなことがいっぺんに押し寄せてきた。どれもにっちもさっちもいかない。もうどうしようもない」というものである。絶望状態と言ってもよい。しかし，そのような状態に本当に置かれていることは少ない。それにもかかわらず「一度に押し寄せてきた」と感じるのは，うつ病者が物事を時間軸で捉えることができないからである。1つ1つを分解して時間軸で捉えれば，多少混み合うことはあるかもしれないが，それぞれが別々のことで，一度に押し寄せている

わけではないことが多い。あることは今悪くても，やがてよくなる場合がある。すべてが悪いことがあっても，それがすべてずっと続くことは少ない。

これらの傾向，つまり「時間軸で物事を捉えられない」「いろんなことをごっちゃにして考える」ことを正すことは容易ではないが，不可能ではない。日常生活の中でそのような側面が見えた時には，「それは違う」と言葉でねじ伏せようとしても駄目であるが，問題点を整理することでしだいに正されてくるものである。

5) 間違った思考を否定するのではなく，妥協することを覚える

うつ病者は完全主義的傾向が強く，頑固で，なかなか考えを正すことをしようとしない（他人に気をつかうのが特徴なのに頑固，というのは矛盾のようにも思えるが，その矛盾ゆえに苦しむのがうつ病者の苦悩であると捉え直すこともできる）。いろいろな考えを出せたとしても，「でもこれは違う。無理がある」と多くの可能性を否定して，結局自分の硬直した考えに固執しがちである。そこで「あなたの考えは間違っている」と頭ごなしに否定したり，むりやり楽観的な考えを押し付けても，身につかない。むしろ，緩和した形での再獲得を目指す。例えば，「失敗を犯した」と自己を強く否定している場合でも，「失敗してないじゃないか」と言い聞かせるよりも，「失敗したのは事実として，それがどのような結果を生み，今後どのような影響があるのか」を振り返るようにする。どうしても最悪の考えにこだわったり，1つの理想論に拘泥する時には，「それがよいとしても，あえてその次の可能性を求めるとしたら何か」と次善の策への妥協をするようにする。

6) すぐには治らないことを知っておく

以上のことはうつ的な傾向のない人には容易にできることばかりであろうし，もともとそのようにしている人も多いことかと思う。しかし，うつ病者には簡単なことではない。とくにうつ病を繰り返している患者には困難なように思える。認知療法を志す精神科医からも，「本来健康な人や病理性の薄いうつ病者には有効だが，内因性の人や重篤な病相をもつ人には不可能」という声を聞くことがある。しかし，以上のような「心構え」はインスタントに

できるものではない。まして，「こうですよ。このようにしなさい」と言葉で示しただけで「ああそうですか」と悟って，以降うつにならずに過ごす，などということはあるはずがない。要求していることは単純なことではあるが，繰り返して現実生活の中で鍛えることが大切なのである。それを「訓練」と捉えてもよいのだが，訓練というと「大変な努力」という雰囲気になる。筆者はむしろ「あせらずゆっくり」という側面を強調するようにしている。

7）医者としてどうアドバイスをするか

　筆者の場合，認知療法を行う場合には1時間をかけて以上のアドバイスをしている。いや，アドバイスというより，患者の生活の中での考え方を聞き，それを明確化し，いろいろな他の考え方を促しているだけである。決してこれは難しいことでも，特殊なやり方でもないが，1人あたりに時間がかかることは確かであり，内科の一般外来でできるとは思えない。折にふれてワンポイントアドバイスをする，という簡略化した認知療法も可能と思われるが，このあたりは今後別の機会に述べたい。

　いずれにしても認知療法は，関心と時間さえあれば内科医にも十分可能な精神療法であろう。別名「常識的精神療法」とも言われるように，哲学的な色彩がなく実際的に過ぎ，その点が「現実妥協的」とか「奥が浅い」という批判もあるようであるが，患者の治療という以前に医師自身の生活にも役に立つ面が多い（筆者なども，むしろそういう点で魅力を感じている）。興味のある医師は先に挙げた文献を参考にされたい。

CHAPTER VII 精神科医との連携

■ 本章のねらい

本書は内科医をはじめとしたプライマリケア医がうつ病を診療するためのガイドである。うつ病はもちろん精神疾患であるから，本来は精神科医が治療すべき対象である。だから「縄張り感覚」からすれば，全面的に精神科に任せてほしいし，あまり内科医が診すぎると精神科の商売あがったりになるおそれもある。それにもかかわらず，なぜ内科医のためにうつ病を診る啓発書を書くのか？ この点は最初にも述べたが，再度整理してみると，まず世界的にうつ病はプライマリケア医がある程度診ることができるように教育すべきだという方向になっていることがある。また，うつ病は全人口の6～7人に1人が生涯に一度はかかると言われているくらい一般的で，その数の多さを考えるととても精神科医だけでは診れない。また，患者自身が精神科よりも敷居の低さゆえに，内科を好む面もある。そのようなわけで，内科医（プライマリケア医）が，うつ病を診る機会は今後増えるのが現実であろう。その現実を目の前にして，正直言って内科診療におけるうつ病診療の現状は十分なレベルにあるとは思えない。それが本書を書く根拠となっている。

そこで本書も終わりに近づいて，内科診療の中にうつ病を位置づける場合の前提，本家本元ともいうべき精神科医との連携，精神科医療との関係などについて私見を述べたい。

A 内科医がうつ病を診るために必要な前提

1) うつ病侮るべからず

　精神疾患というと内科医は嫌がる人が多いが，その中ではうつ病は一見分かりやすく，簡単そうに見える病気である分，何例かの治療成功例を経ると，一気に自信をもって安易に考えてしまう可能性もある。何例かは難なく成功するかもしれないが，決してそれで侮ってはいけない。

これは経験の浅い精神科医にも言いたいことであり，実はかく言う筆者もそうだった。研修医の頃は「うつ病与しやすし」と簡単に考えていた。しかし，何人かに痛い目にあってから，そうでもないことがだんだん分かり，怖さが分かってきた。一般に「生兵法は怪我のもと」ともいう。何度も強調するように，うつ病は死ぬ可能性がある病気である。その点が一番怖い。医療訴訟という面から見ても，もし内科医だけでずっと診療していて自殺された場合，家族から訴訟されれば負ける可能性もある。だから内科医は診断だけして，うつ病と分かったらすべて精神科医に任せたほうがよいという考え方もあるだろう。これは1つの見識である。ただ患者のことを考えると（まだ精神科への偏見があること，実際きちんと限界をわきまえてやれば治療ができるケースも多いこと，また治療もややマニュアル的だから内科医でも他の精神疾患よりは勉強しやすいことなど），最初に出会った内科医が治療も含めて診たほうがよい場合も多い。しかし少なくともある種のリスクを背負って診るのだ，ということは知っておくべきである。

2）ちょっと学生時代の精神医学の教科書を見る

精神医学にもやはり体系がある。精神疾患を診る以上，その基本を押さえておかないと地図なしで航海するようなものである。そのために新しい教科書でも買えば一番よいが，そんなことをするのはよほど熱心な医師だけであろう。その点では，学生時代に使った教科書が残っていれば役に立つ。もちろん学生時代の教科書では古くないかということもある。卒業年次によるが，治療法などは10年以上前になると古いかもしれない。本書もどちらかというとマニュアル的で，しかも読み物的に書いたのだが，ポイントは押さえて教科書的にも書いたつもりではある。しかしうつ病が精神医学全体でどう位置づけられるかを知るには，やはり教科書を眺める必要があろう。その目的なら，少々古い教科書でも大丈夫であろう。

3）相談できる精神科医をもつ

困った時にはいつまでも患者を引っ張らないで，専門家に任せるというのが臨床医の常識であるし，患者を紹介するとまでいかない段階でも，診断上，

治療上で分からないことが出れば，精神科医に尋ねたくなることがあるに違いない。その時，もちろん親しい精神科医がいれば便利だし，患者のためにも有益である。うつ病診療では今すぐ知りたい，という局面がどうしても出てくる。その点で，通り一遍の紹介状を介してでなく，ツーカーのコンビネーションがあればありがたい。これは何科の医者にも言えることだが，このような他科医をもつことは強力な武器である。

ただ注意すべきことがある。内科医にはちょっと信じがたいことかもしれないが（またよい方向にしだいに変わりつつあることでもあるが），必ずしもすべての精神科医がうつ病診療が得意ではないことである。精神科医と一言で言っても，今の卒後研修のシステムでは経験している症例がかなり違う。研修場所によっては，うつ病の経験を十分に積まずにずっときた，などということが案外あるのである。筆者もそのような（かなりのベテランの）精神科医と話してみて，唖然というか，暗澹とした気持ちにさせられたことがある。もちろん，何科の医者にもそのような質のばらつきはあるので，精神科医にかぎったことではないのだろうが，一応の注意も必要である。どこで働いているか，よりも個人の差のほうが大きいと思われるが，一般論として精神科クリニックの医師はうつ病を多く経験し，ある程度の修羅場をくぐってきている人が多い。それに気楽に診てくれるという，小回りがきく点も魅力になるかもしれない。

4）勉強会をもつ

これもある程度本腰を入れてうつ病を診る以上，ぜひとも勧めたいことである。先にも述べたように，うつ病を診るのはリスクを伴う行為である。困った症例も出てくるかもしれない。本を読んでも伝わらないコツというのもあろう。一般論としても専門家に聞きたい素朴な疑問もある。このような場合に，同好の士を集めての定期的な勉強会は役に立つ。それに人脈を作るのにも有効に違いない。

もちろん，講師には精神科医を呼ぶとよい。最初は基本的な系統講義的なものでもよいが，のちには是非ともケーススタディを勧める。ケースを通して技法を学ぶのは，精神医学でも同様である。

B うつ病診療の技術をどこまで身につけるべきか

　先にも強調したように，うつ病の多くは非常に難しいというのではないが，その診療はある面リスキーな行為であることも確かである。そこで最初からすべて精神科医に任せるというのは，見識ではある。しかしそれでも，うつ病と分からなくて，結局はうつ病を診ているという場合もかなり多いのではないかと思われる。そうなると内科医としても，最低限うつ病の診断だけはできるようになるべきであろう。

　そこで，診断した段階ですべて精神科にまわす，というのも理論的には成立する態度であろう。しかし，実際上これは簡単ではない。診断がなかなかつかず，迷いつつ，かなり治療にも踏み込んで初めてうつ病と分かる，などということが熱心にやればやるほど出てくるのではないだろうか。それに診断力も治療の経験があって初めて身につく，ということもある。そうなると，初期治療技法を一応身につけておくことが臨床医としてやはり必要というのが結論となりそうである。

C 内科医の限界と精神科医への紹介のポイント

　いくら診断もある程度の治療もできるといっても，限界を知っておくべきことは言うまでもない。一般的に双極性うつ病はそれと診断ができた段階で精神科医に任せるほうがよい。軽度の場合には内科医でも治療可能だと思われるが，双極性は躁状態になる可能性が強く，しかもそれがいつ現れるか予測がつきにくい。躁状態の治療は精神科医でないと明らかに無理である。またうつ状態の治療に際しても，抗うつ薬にはそれほど効果がなく，リチウムやバルプロ酸など本書に扱わなかった薬物の投与が必要となるし，問題行動が出現して入院も含めた対応が必要となることもある。

　非定型うつ病はパーソナリティ障害を伴うことも多く，現時点では有効率の高い治療薬が存在しないことから，内科医の守備範囲ではない。ただ，内科でも「非定型かもしれない」という診断の見当をつけていただけると助かる。

　気分変調症は軽症のように見えるので内科医でも対応できそうだが，慢性

化し2年以上も続いているという意味では決して軽症とは言えない。精神療法の工夫も通常の単極性うつ病とはかなり異なることが多い。つなぎ的に関与せざるをえない場合を除いては，精神科への依頼が必要であろう。

また当然ながら幻覚や明らかな妄想を伴ういわゆる精神病性うつ病（psychotic depression）も薬物の使用法や入院対応などの点で，専門医でないと無理である。

自殺念慮が著しいケースもリスクを背負いきれまい。また，うつ病かどうか迷いがあるのに3～4週間も引きずるのはよくないし，とくにうつ病以外の他の精神疾患ではないかと勘が働く時には，できるだけ早く精神科医に紹介すべきであろう。軽いうつ病と考えて自分で治療していたが，案外手間取って1カ月以上も改善しない，などというケースも紹介の対象となろう。

このように書くと，精神科医のほうから「内科医が簡単なおいしい所だけとって，精神科医は難しいケースや内科医の尻拭いばかりさせられる」という不満の声が出そうである。これに対しては，以下の理由から必ずしもそうは言えない，ということを述べておく。また，内科医の紹介の仕方が大きなポイントになることも強調したい。

まず内科医が最初に診てくれたほうがやりやすい面がある。内科疾患の鑑別診断が終わっている点はもちろんであるが，これまで難治であるとされていても案外もう一歩で回復，というレベルまできていることが多い。そこで転医してよくなれば，非常に感謝される。つまり，地ならしを内科医がやってくれて，功績だけ精神科医がとるということになる。またひととおり抗うつ薬を使ってくれていれば，副作用の出方がすでに分かっているので，やりやすい。またどの薬が駄目だったかが分かっているので，適切な薬物の検討がつけやすくなる。

その場合の内科医の紹介の仕方のポイントは次のようである。当然，これまでの治療薬をすべて書いた紹介状がありがたい。また分かっていれば，生活や家庭的背景，心理的な面についても印象を書いていただくと助かる。紹介に際しては，患者に「見捨てられた」と感じさせることのないよう説明する必要がある。「あなたは精神科のほうがよい」というストレートな言い方は，「精神病扱いされた」と感じられることがある（そう感じられれば精神科には

来ず，治療が中断して深刻な結果を招きかねない）。この段階で精神科医に診てもらうことの意味，内科医自身の考えについてていねいに説明する。精神科への敷居を低くするように説明してくださるとありがたい。ただ，逆に「精神科に行けば，必ず治るから」といった類の過剰な期待を抱かせるような説明もよくないことも強調しておきたい。

CHAPTER VIII 余録──うつ病の病因論

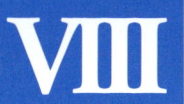

■ **本章のねらい**

「内科医がいかにうつ病を診るか」の技法論を中心として書いてきたが，終わりに近づいた。最後の章で，うつ病の病因について論じたい。本章を「余録」としたのは，うつ病診療には直接関わりのないことであり，筆者の個人的な仮説を好き勝手に述べさせていただいたためである。とくに興味のある方だけに読んでいただき，ご批判を頂戴できれば幸いである。

A うつ病の病因論の現況

　古くからうつ病の病因論，つまりうつ病はなぜ起こるのか，どのようなメカニズムで生じるのかについての研究は盛んである。最近も無数の研究が発表され，数多くの仮説が提唱されている。現下のトレンドは神経化学や分子生物学を応用した研究であろう。ここでは，細胞膜がどうとか，核内の遺伝子発現機構がどう，といったレベルのかなり細かい話になっている。一見，非常に進歩したようにも思えるが，実は使っている方法論が進歩しただけであって，多くの臨床的な事実を包括的に説明する仮説が登場したわけではない。先端的な基礎医学研究に引っ張られて，かえって「木を見て森を見ない」傾向もなきにしもあらずである。

　これを言い換えれば，まず技術から入って結果を積み重ねることにより真理に迫ろうとする帰納的な方法論が，最近の主流となっているためであるように思われる。しかし一方で，まず大きな仮説を立てて，それを証明するという演繹的な方法もあってよい。それには，社会・心理学的な仮説と神経化学的なメカニズム論をうまく統合することが必要であろう。具体的に言えば，やはり「遺伝」（生物学的要因）と「環境」（社会・心理的要因）の関係をど

う捉えるかが大切なことと思われる。これを少し考えてみたい。

B 遺伝と環境

　うつ病に遺伝が大きく絡んでいることは間違いないところであろう。それは多くの家族研究，双生児研究が明確に示しているところである[*1]。ただもちろん，それだけでは説明がつかない。まず，遺伝負因のまったくない症例も非常に多い。その場合当然，環境因子（生育環境と現在のストレス環境の両方）が絡んでいるものと考えられる。そこで「遺伝が原因のタイプと，環境が原因のタイプ」の2種類があるという可能性もあるが，遺伝子のまったく同じはずの一卵性双生児不一致例（1人がうつ病となり，もう1人がならなかった例）の存在を考えれば「『遺伝と環境の相互作用』によってうつ病は発症する」というのが真実であろう。

　ここでは言うまでもなく，遺伝が前提（必要条件）にあって，環境が結実因子（十分条件）として働く。前提としての遺伝を考えてみると，「全人類の6〜7人に1人くらいが生涯に一度はうつ病にかかる」というデータがあるくらいうつ病が一般的なことからすれば，その遺伝子というのは単純な「病気の遺伝子」というのではなく，「本来何かに必要な遺伝子」ではないかと思われる。つまり，通常は非常に役に立っているのだが，ある種のストレスがかかると「それが裏目に出て」，一時的にうつ病の形をとるという図式が浮かんでくる。

C 徹底性の遺伝子

　その必要な遺伝子というのが何かを考える場合，すぐに思いつくのはうつ病の病前性格である。メランコリー親和性にしても執着性にしても，中心に

[*1] うつ病にはいくつかのサブタイプがあることは本書でも述べてきたが，遺伝研究からみれば実はこれらの生物学的な異種性についてはあまりはっきりしない。一般的には双極性と単極性とはまったく異なる疾患と考えがちだが，遺伝研究では意外にそうでもないのである。両者の重複した関係は家系研究でも示されているし，臨床的にも完全に単極性と思っていたケースが10年以上を経て，双極性であることが分かったりすることもまれではない。

あるのは「几帳面，徹底性」であろう。また循環気質はメランコリー親和性とはかなり違った性格のように思えて，基盤にはやはり徹底性があるような気もする。とくに躁状態の時の物事への取り組み方を見れば，このことはよく理解できる。そもそも「物事を徹底的にやる」という態度は本来的には人類が存続するうえに有利な資質ではないだろうか。仮に「徹底性の遺伝子」というのがあるとすれば，それは確実に残されていくことと思われる。しかし，この「徹底性」がかえって都合が悪い環境も短期的にはありうることだろう。

　その典型的な環境が「新奇な事態」である。そもそも几帳面さの利点が活かされるのは，事態がルーチン化してすべての適応行動が見えている時である。行動科学の用語で言えば，オペラント学習が成立して試行錯誤の必要のない段階では，几帳面さ，つまりすべての行動をやろうとする態度は最終的に多くの報酬を得ることになる。しかし新しい環境で大切なのは，過去の体験を活かして効率よく陽性強化刺激を得ることであり，すべての行動を行おうとする態度は陰性刺激も多く受ける点で，非常に効率が悪い。したがって多くのストレスを受ける結果となり，そのことが「ストレス病」としてのうつ病を呼ぶのではなかろうか。もちろんうつ病が発症するのは新しい環境に置かれた場合だけではないが，いずれにしろこの「徹底性遺伝子」に都合の悪い環境でうつ病は生じるのではないかと思われる。

　多くの調査研究が現代社会でのうつ病の発症が増加していることを示している。このことから，現代がこのような遺伝子にとって都合の悪い環境になってきたことが暗示されるが，それではこの遺伝子はしだいに淘汰されていくものであろうか。人類は多様な性格を生む多様な遺伝子パターンをもっており，しかも集団で協力し合うことにより適応する種であるからこそ，環境の変化への強い順応性を有している。たしかに「徹底性」の遺伝子が最も強さを発揮するのはやはり安定期の世界であり，これに不利な環境ではこの遺伝子には淘汰圧がかかり減少していくとも考えられないこともない。しかし，うつ病の発症は多くの場合は中年以降であることを考えると，すでに子孫を残している確率が高く，その点淘汰圧を受けにくいのではないか。このことも「徹底性遺伝子」が残りやすい理由かと思われる。

D 徹底性の本態は何か

「ある種の環境で徹底性の遺伝子が裏目に出る，それがうつ病だ」と言った。この遺伝子の本態をもう一歩踏み込んで考えるためには，「几帳面」「徹底性」というあまり学問的でない言葉を生理学的，あるいは心理学的な用語に置き換えてみる必要がある。

徹底性，几帳面は「すべての行動をもれなくやろうとする傾向」ということになろうが，幼児期にはあまり几帳面といえる行動パターンがないことから考えると，このような傾向が生来性に存在するというより，後天性に獲得された部分が大きいのではないかと思える。つまり，そのようにした時に初めて成功する，という体験を繰り返した結果獲得されるものであろう。しかし実際にそのような体験ばかり与えられる生育環境など考えられないので，むしろ「そのように認知しやすい傾向」が個体側にあった時に，そのような学習が成立すると考えたほうがよかろう。

では「すべてをやって初めて成功すると感じる」という認知はどこからくるのか。それは「物事の重みづけができない」という機能上のある種の欠陥からくるのではないか。このことを少し説明してみる。

人間はいろいろな事態の処理を行う過程で，非常に重要なことからどうでもよいことまでさまざまの事柄にランクをつけ，つまり重みづけをする作業を行い，それに従って最優先に処理したり，後回しにしたり，あるいは時にまったく無視したりして対処している。これは別に高級なことでも特殊なことでもなく，子供の時から日常的に行っていることである。例えば，部屋を片付けていた時，友達が遊びに誘いに来た場合，迷わず片付けをやめて友達と近くの公園に遊びに行ったとすると，片付けの重みを低く評価して友達との遊びを優先したわけである。ちょうど宿題をやっている時，友達の誘いを断ったとすると，宿題の重みづけが大きかったことになる。これは同時処理を要請される事態の例だが，レストランで注文を決める，などという場合にも，メニューの中で同様の重みづけを行って行動をしている。時として判断の誤りもありうるが，とにかく重みづけに従って行動をする。うつ病者の場合，この重みづけが基本的に苦手なのではないかと考えられる。重みづけが

できにくいと，どの行動をとっても結局は後悔が残ることになるし，時には行動そのものができないことにもなる。もちろん，ここで挙げた例のような簡単な事態では問題はないとしても，複雑な事態になると重みづけができなくなると仮定してみる。すると，結局はすべてを行うことしか後悔を防ぐ方法がなくなる。同時処理を要請される事態でも，できるだけ短時間にすべてをやろうとするであろう。それができない時は不全感が残る。このような「重みづけ機能不全」がうつ病者の，そして「徹底性」の背景にあるのではないか。さらに一歩突っ込んで言えば，この機能不全は神経心理学的な欠陥を基本としており，「ある事象を弁別する機能」の微妙な障害かもしれない。つまり，やや類似した対象Aと対象Bの区別がつきにくいのである。これは視覚的な面でも，聴覚的な面でも，概念的な面でも生じてくる欠陥で，まさに生来性の神経心理学的な問題点と言える。

（これまで「欠陥」「問題」「機能不全」といった言葉を用いてきたが，これは本来正確ではない。「弁別ができにくい」「重みづけが苦手」な面は「几帳面」性を生み，かえってある種の環境では有利になってくるのであるから，むしろ「特質」と呼んだほうがよいかもしれない。）

E 病前性格はどう形成されるか

以上，うつ病者の神経心理学的な特質から，徹底性が形成される過程について述べてきたが，メランコリー親和型性格で指摘される「秩序を愛する傾向」「ルールに忠実な傾向」「他者に配慮する傾向」はどう形成されるのか，また循環気質の「調子に乗りすぎるハイな傾向」との関係にも触れておく必要があろう。これらは徹底性の特徴に社会的な役割性が加わることにより，二次的に形成されたものではないかと思われる。

社会的に役割を果たすに際して，徹底性は「ある確立されたルールに従う」傾向を生みやすい。つまり自己判断をせず，社会で「これがよい」とされている方法に従うことが無駄なエネルギーを消費せずにすむことに違いない。また，周囲の他者のやり方に合わせることも，判断保留しながら仕事を進められる点でよい方法である。これらのことを長年の間学習した結果，メランコ

リー親和型性格が形成されるのではないかと思われる。

　一方で循環気質の場合，徹底性と合わせて，エネルギーの出し方という点で特徴をもっている。爆発的にエネルギーを出して乗りきろうとするのである。別の角度から言えば，メランコリー親和型や執着型が時間軸を意識せずじっくり徹底的に行おうとするのに対し，循環気質では時間軸が重視され，速く，短時間に処理を行おうとする。これが躁状態に結びつくが，当然人間のエネルギーは無限ではないので，早晩に破綻する可能性が高まるのである。

　ちなみに最近とくにうつ病が増加していることは，時代の変換期にあって社会全体がルールを見失いつつあることと関係しているように思える。つまり，重みづけができず自己決定能力の低さゆえに社会のルールに頼っているメランコリー親和性者が判断基準を失ったこと。また，無限のエネルギー集中を希求する循環気質者が，心理的な省エネの手段として頼っていた社会秩序を見失ったこと。これらのために，うつ病発症が増加しているのかもしれない。

F うつ病の発病

　これまで「徹底性」が都合の悪い環境でストレスを多く受けることになり，それがうつ病を引き起こすと漫然と述べてきたが，ここでそれをもう少し具体的に見ることにする。几帳面に対応することによりとにかく成功を収めてきたうつ病者であるが，新奇な環境，柔軟な対応を要求される環境，長く続く身体的ストレスなどを経験すると，徹底性はむしろ裏目に出ることはすでに見てきた。この場合うつ病者にとって，裏目に出たからといって長年にわたり身につけた「徹底性，几帳面性」を放棄し，他のパターンを試みるなどまったくできないことである。むしろこれまでの成功パターンをさらに強化することにより，この事態を乗り越えようとする。つまりさらに几帳面たらんとする。その結果，疲弊がひどくなり，エネルギーを使い尽くして，一気にうつ病という病理的な状態になだれ込むことになると思われる。

　以上述べてきたうつ病者の神経心理学的な特質から，うつ病に至る過程をまとめれば，図1のようになる。これらのうち，弁別機能の不全は遺伝子に

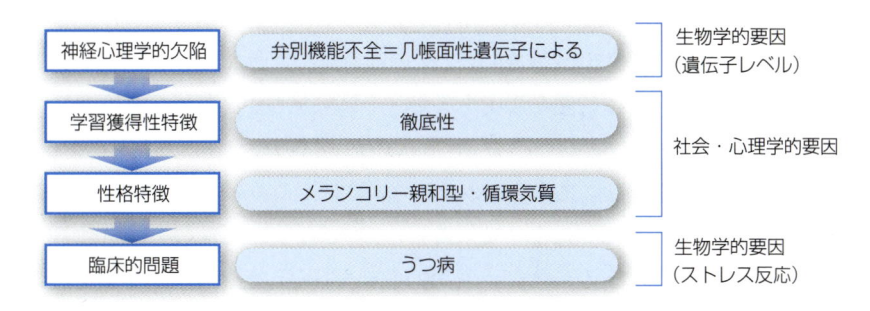

```
神経心理学的欠陥 ─ 弁別機能不全＝几帳面性遺伝子による ┐ 生物学的要因
                                                    │ （遺伝子レベル）
学習獲得性特徴 ─ 徹底性                              ┐
                                                    │ 社会・心理学的要因
性格特徴 ─ メランコリー親和型・循環気質              ┘

臨床的問題 ─ うつ病                                  ┐ 生物学的要因
                                                    │ （ストレス反応）
```

図1　うつ病発症に至る過程

組み込まれた異常であって，治療することはできない。いやむしろこれを「特質」と考えれば，治療する必要性もないものである。学習性に獲得された几帳面さは，理論的には変えることができるはずだが，子供の時から長年にわたって形成されたものだけに容易なことではない。よほど根気のよい認知療法などの精神療法により初めて可能となることであろう。次の段階で形成されるメランコリー親和型性格・循環気質も同様であるが，これは立場や社会的役割性の要素を含む分，まだ修正しやすい。その点で，精神療法の当面の目標はこの次元に置くべきであろう。最終段階のうつ病は，抗うつ薬の出番であろう。

G モノアミン系の異常との関係

うつ病の病態形成についての筆者の仮説は以上であるが，この仮説の中でモノアミンを中心としたうつ病の神経化学的な異常はどのように位置づけられるのだろうか。血液や内分泌学的研究，さらにはPETスキャンなどを用いた研究では，セロトニンを主体とした神経伝達物質の異常が強く示唆されている。また抗うつ薬の効果を考えても，セロトニン，ノルアドレナリン受容体の機能異常が絡んでいる可能性が大きい。また最近の脳画像研究では，海馬を中心とした感情中枢の萎縮がうつ病で生じていることが多く指摘されている。このことは，それこそ先端的な方法を用いてさまざまな角度から研究さ

れている。問題はこれらの異常がうつ病発症のどの段階の病理なのか，ということであろう。つまり，「原因」としての固定的な異常なのか（これを trait marker という），単に病態を形成するだけの異常なのか，症状からくる二次的な異常（これを state marker という）なのかを区別して考える必要がある。

これから先はあまり根拠のない仮説になるが，ともかくも筆者の仮説の中に trait marker, state marker を位置づけてみよう。「徹底性の遺伝子」は trait marker ということになるが，これはモノアミンを中心とした伝達物質の働きに関わる遺伝子ではないかと思える。とくにセロトニン受容体に注目したい。セロトニン受容体の異常を示唆する報告は多いし，それらは状態依存的というより，固定的な異常であることも示唆されている。セロトニンは大脳辺縁系にあって感情や注意などに関係し，弁別機能にも関わっている可能性もある。セロトニン受容体に異常があり，その結果弁別機能の失調が生じ，さらに几帳面，メランコリー親和性などの性格傾向が形成されたと考えるわけである。そこにストレスが加わった場合に，state marker としてのノルアドレナリンやドパミンなどの種々のモノアミンの機能異常が生じ，うつ病が発症する。これに対して，抗うつ薬は主として state marker に作用し，その機能を元に復帰させる。薬物は trait marker には本質的な効果はないものの，異常を多少補う程度の役割を果たす。

H 演繹的仮説と今後の課題

このような仮説に基づいて，どのような研究を行うべきであろうか。まず基本的には，うつ病者に弁別機能の障害があるものかどうかを調べる必要がある。認知心理学や精神生理からの検討が望まれるところであろう。また弁別機能にセロトニンなどのモノアミン系がどのように関わっているか，それに抗うつ薬がどう影響するのかを調べる必要があろう。種差の問題はあるが，これはまだ基礎的な段階であり，動物実験での検討が必要だろう。これは研究分野としては行動薬理学の仕事である。

また精神療法によって，徹底性，執着性，几帳面性などの性格傾向をどの程度正せるのか，それによってうつ病の予防が果たして可能なのかをもう少

し検討する必要がある。これは欧米では認知療法を中心として研究がなされている分野ではあるが，まだ十分とは言えない。治療技法にも関わることだが，きちんと統制された研究の必要がある。もちろん遺伝子の研究は本質的である。これは方法論が難しいが，徹底性の遺伝を調べることにより可能にならないだろうか。

索引

＊太字は主要説明箇所を示す．

欧文

all or nothing thinking　108
α_1 アドレナリン受容体遮断作用，抗うつ薬　70
α_2 アドレナリン受容体遮断作用，抗うつ薬　70
amitriptyline　83
amoxapine　83

clomipramine　82

disqualifying positive　110
dosulepin　83
DSM-IV による気分障害分類　11

fluvoxamine　77
functional dyspepsia（FD）　39

H_2 遮断薬によるうつ病　47

imipramine　82

jumping to conclusion　110

labeling　111

major depressive episode　11
manic episode　11
MAO 阻害薬　18
maprotiline　83
masked depression　36

mianserin　84
milnacipran　80
mood disorder　4
morning depression　28

overgeneralization　109

paroxetine　78
personalization　111
psychotic depression　121

sertraline　79
setiptiline　84
smiling depression　29
SNRI　63, **79**
SSRI　63, **75**
―― の副作用　76
sulpiride　85

tianeptine　66
trazodone　84

和文

あ　行

アクチベーションシンドローム　62, 76
アルゴリズム　87
アルコール依存症とうつ病　47
イライラ感　25
インターフェロンによるうつ病　48
胃・十二指腸潰瘍　40

遺伝　124
うつ病
　——，内科疾患に併発した　44
　——の概念　1
　——の行動上の特徴　28
　——のサブタイプ　4, 9
　——の症状　20
　——の症例　93
　——の発病に至る過程　128
　——の病因論　123
　——の予防　107
　——の臨床類型　9
　——を背景とした心身症　38
　——を引き起こす可能性のある薬物　49
　——を防ぐ日常の心構え　112
うつ病自己診断テスト　39
うつ病性障害　12
うつ病分類法，伝統的な　10
うつ病罹患率，入院中患者の　45
エイズ，うつ病の併発　45
エネルギーの低下　2
追い詰められ感　24, 114
押し寄せ感　24, 114
重みづけ機能不全　127

か 行

過剰な一般化　109
過食，非定型うつ病　26
仮性認知症　103
風邪とうつ病の関係　41
家族教育　58
過敏性　14
過敏性腸症候群　40
仮面うつ病　36, 102
　——の症例　99
癌，うつ病の併発　45
環境　124
患者説明　51

——，抗うつ薬　86
感冒症候群　41
気管支喘息　41
希死念慮　25
季節性うつ病　91
機能性胃症　39, 40
気分障害　4
気分変調症（気分変調性障害）　4, 12
　——の診断基準，DSM　37
休養　54
強迫性障害への効果，抗うつ薬　73
気力の低下　21
ぐるぐる思考　23
警告うつ病　46
軽躁状態の判定　32
結論の飛躍　110
降圧薬によるうつ病　47
抗うつ薬　8, **61**
　——の効果と臨床類型　17
　——の神経化学的作用　64
　——の増量　88
　——の適応拡大　64
　——の副作用　62
　——の分類　64
　——の併用投与　89
　——の変更　88
　——の臨床効果　71
抗うつ薬中止のタイミングと予防効果　90
抗うつ薬治療の実際　86
膠原病，うつ病の併発　45
抗コリン作用，抗うつ薬　68
抗コリン作用，三環系抗うつ薬　81
甲状腺機能低下症，うつ病の併発　45
肯定面の否認　110
行動の評価　28
抗ヒスタミン作用，抗うつ薬　69
抗不安薬の併用　89
個人化　111

さ 行

細胞新生仮説　66
三環系抗うつ薬　80
　── の大量服薬　82
　── の副作用　81
自殺念慮　25
自殺を禁じる　57
執着気質　14
受容体直接遮断作用，抗うつ薬　67
循環気質　13
　── の形成　128
常識的精神療法　116
症状精神病　44
焦燥感　25
状態像診断　11
状態の日内変動　28
食欲低下　26
自律神経失調症　43
心因痛　74
心因反応　44
心気的　27
心機能への影響，三環系抗うつ薬の副作用　82
神経質性　14
神経症性うつ病　4, 10
神経性大食症への効果，抗うつ薬　74
心身症，うつ病を背景とした　38
身体症状　27
診断基準　33
診断の簡易フローチャート　31
診断のポイント　30
腎透析，うつ病の併発　45
心理テスト　33
ステロイドによるうつ病　49
ストレス反応性　3
すべき思考　109
膵臓癌と警告うつ病　46

セロトニン2受容体遮断作用，抗うつ薬　70
セロトニン受容体の異常　130
セロトニン症候群　77
セロトニン・ノルアドレナリン再取り込み阻害薬　63
性格との関係　5
性格と臨床類型　13
生活指導　54
精神科医との連携　117
精神科医への依頼，難治療例　89
精神科医への紹介のポイント　120
精神病性うつ病　121
性欲低下　27
摂食障害への効果，抗うつ薬　74
全か無か思考　108
選択的セロトニン再取り込み阻害薬　63
躁うつ病　4
双極 I 型障害　12
　── の診断基準，DSM　36
双極 II 型障害　12
双極性うつ病　10
双極性障害　4, 12
躁状態の判定　32
双生児研究　124
早朝覚醒　26
躁病エピソード　11
　── の診断基準　35

た 行

第 1 選択薬の決め方　87
大うつ病　12
大うつ病エピソード　11
　── の診断基準　34
大うつ病性障害　4
　── の診断基準，DSM　36
単極性うつ病　4, 10
　── の症例　93

治療方針の説明　53
徹底性の遺伝子　124, 130
徹底性の本態　126
伝統的なうつ病分類法　10
ドパミン2受容体遮断作用，抗うつ薬　70
同調性格　14
疼痛性障害への効果，抗うつ薬　74
糖尿病　41

な　行

内因性うつ病　10
内科医が診療可能な臨床類型　19
内科医の限界　120
内科疾患に併発したうつ病　44
内科臨床とうつ病をめぐる諸点　35
ニコニコうつ病　29
日内変動，状態の　28
認知療法　108
眠気，三環系抗うつ薬の副作用　82
脳器質性うつ病　10
脳梗塞，うつ病の併発　45
脳腫瘍，うつ病の併発　45

は　行

パーキンソン病，うつ病の併発　45
パニック障害への効果，抗うつ薬　73
排尿困難，三環系抗うつ薬の副作用　81
反応性うつ病　10
ヒスタミン受容体遮断作用，抗うつ薬　69
非定型うつ病　4, 12
　――の診断基準，DSM　38
否定的な認知　108
病前性格　5, **15**, 124
　――の形成　127
病名の告知　51
プライマリケア受診の割合　7
ふらつき，三環系抗うつ薬の副作用　82
不安神経症への効果，抗うつ薬　73

賦活症候群　62, 76
副腎皮質機能障害，うつ病の併発　45
不眠　26
ベンゾジアゼピン系　89
勉強会　119
便秘，三環系抗うつ薬の副作用　81
弁別機能の不全　128

ま　行

マイナートランキライザー　90
慢性疲労症候群　41
　――の診断基準　42
ムスカリン受容体遮断作用，抗うつ薬　68
メランコリー親和型性格　14
　――の形成　127
モノアミン仮説　66
モノアミン系の異常とうつ病の発症　129
モノアミン受容体機能低下作用，抗うつ薬　70
モノアミン増強作用，抗うつ薬　65

や　行

薬物抵抗時の対応　88
薬物によるうつ病　47
夜尿症への効果，抗うつ薬　74
ゆううつ　1, 20
抑うつ状態　20
　――を判定するためのコツ　30
四環系抗うつ薬　83

ら　行

緑内障発作，三環系抗うつ薬の副作用　81
臨床類型　9
　――，抗うつ薬の効果と　17
　――，性格と　13
　――，内科医が診療可能な　19
　――の分類法　10
　――のまとめ　18

るいそう　26
レセルピンによるうつ病　47
レッテル貼り　111

老年うつ病と認知症の鑑別　103
老年うつ病による仮性認知症の症例　102